U0188272

主编　黄欧　王铮　姜敏

副主编　胡孝渠　胡超　倪飑玮

名医漫谈科普

乳房
保卫战

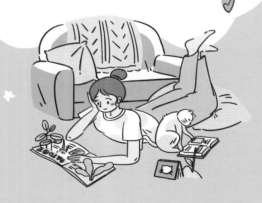

上海科学技术出版社

图书在版编目（CIP）数据

乳房保卫战 / 黄欧，王铮，姜敏主编. -- 上海 ：
上海科学技术出版社，2024.6（2025.4重印）
ISBN 978-7-5478-6638-2

Ⅰ. ①乳… Ⅱ. ①黄… ②王… ③姜… Ⅲ. ①乳腺癌
－防治－普及读物 Ⅳ. ①R737.9-49

中国国家版本馆CIP数据核字（2024）第096830号

乳房保卫战

主　编　黄　欧　王　铮　姜　敏
副主编　胡孝渠　胡　超　倪飒玮
绘　图　王　然　刘月蕊

上海世纪出版（集团）有限公司出版、发行
上海科学技术出版社
（上海市闵行区号景路159弄A座9F-10F）
邮政编码201101　www.sstp.cn
江阴金马印刷有限公司印刷
开本 889×1194　1/32　印张 9
字数 200千字
2024年6月第1版　2025年4月第3次印刷
ISBN 978-7-5478-6638-2 / R·3014
定价：69.00元

朋友，见字如面。

我猜想，你此刻心里想的估计是"谁愿意见你们"——毕竟，没有人愿意去医院见那些手术医生。

如果真到了非要见面的地步，无需害怕，只需先想好要问我们的一些问题。例如：

○　我得的癌症具体是什么类型？

○　针对我的病情，标准治疗方法是什么？

○　有没有其他的治疗方案？

○　潜在的治疗危害和副作用是什么？

○　我还能拥有自己的孩子吗？

○　我需要立即开始癌症治疗吗？

○　我的癌症预后如何？

○　我需要寻求"第二意见"吗？

○　我可以让第三方复核病理切片吗？

○ 我的治疗费用是多少？

○ 我需要住院吗？需要准备什么？

○ 家人在生活上可以帮助我做些什么？

○ 治疗后我的生活将受哪些影响？

○ ……

知识就是力量，癌症并不可怕，但了解癌症是很重要的。

关于癌症的问题，包括但不限于以上问题，在《乳房保卫战》这本书里，提供了一些思路或解答方向，或许能帮助你更好地掌握自身的健康状况，以便做出合理的、最合适的方案。

朋友，愿你今日所获，能解明日所惑！

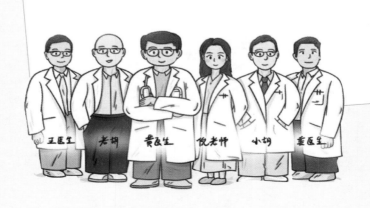

我是一名医生，同时也是癌症患者的家属，所以我很能体会到患者家属的心情。我同许多人一样，对于生命，也深切地感知到不易。

因为这个世界，并不是每一处地方、每一个人，都可以无忧无虑、无病无灾地享受阳光的照拂。被幸运之神眷顾的人实在太少，而我们，更多的是背着生活的重担，小心翼翼前行的普通人。

即便已经如此，也许我们或者我们的家人，还会因为运气不好而碰上癌症。在临床工作的这二十年里，我看到了太多的无奈。我看到了很多人，也包括我的亲人、朋友，在人生最无助的时候，仍然要强忍着痛楚，继续保持微笑地前进。说到这里，我想你大概会问我，为什么得癌症的是我（家人）？还能如何微笑呢？回答你这个问题前，我想先和你说一个我曾经碰到过的癌症案例。

案例

我接诊过一位33岁的女性乳腺癌患者——黄女士外表清秀，是一位有文化、年轻又知性的都市丽人。因为一直没有下定决心做手术，一直拖着，导致胸部有一个碗口这么大的腐烂创面，时常破溃而发出恶臭。她碰到人时总是会不自觉地用双手把衣服裹紧，生怕别人闻到她身上的腐臭味道。她求诊的这几个月间，被各家医院推来推去，没有一家医院愿意给她做手术。她抱着试试看的心态找到我，她唯一的诉求就是，想回到正常生活中去，想要体面地生活。

手术是需要冒风险的，这一点我们都知道；我想说的是，其实很多时候，如果我们早点下定决心手术，是可以降低风险系数的，但这一点似乎很多人都拒绝去做。黄女士之所以被各家医院推来推去，是因为主刀医生所需要承担的责任、风险同样也不小。可能你们会想，治病救人本来就是医生"义不容辞"的，医院推来推去太可恶了。但是，换位思考一下，假如你事先已经预计到这场手术大概率会失败，甚至可能导致患者死亡，你还会义无反顾地去给她做手术吗？所以，可想而知这场手术的难度之大！我接下了她的请求，但同时我也知道这项手术将意味着什么。这场手术需要连同胸大肌和胸小肌都切除，整个手术耗时很长，难度很大，风险系数也相当高。我恐怕也将面临无第二主刀可替换的情况，因为小组里恐怕只有我掌握这项古老术式——首创于1894年的术式。更重要的是，这项手术成功与否，还关系到她能否"回到正常生活中去"。很庆幸，手术很成功！整场手术耗时近11个小时，同时我们还为黄女士进行了乳房创面的皮瓣修复，而且术中出血量不超过10 mL。手术后，噙着泪水的黄女士，似乎想要说些什么。我明白她的意思，宽慰地说了声"没事了，都结束了"。"你为什么不早点手术"的话，我没忍心说出口，因为在我看来，这句话对彼时已"千疮百孔"的她而言，无论怎样都是一种看起来"好心"的责备而已。但假如时间能倒回，如果能早点遇到她，我一定会劝她尽早手术。

故事

有一个绘本故事叫《活了100万次的猫》，讲的是一只猫浑浑噩噩地经历了近100万次生死，却从未哭过。终于，这一世，他哭了。他遇见了一只白猫，他用尽一生，把一生的温柔和爱全部给了白猫。白猫死了，这一次，他哭了100万次，而他也再不愿起死回生……

当然，这只是一个故事，我们永远不可能成为那只猫，也确实不能拥有100万次的生命，我们只有这一生，也只有这一世。我说这个故事，是想告诉你，与其纠结"为什么得癌症的是我（家人）?"，何不尝试换一种方式去生活，过好当下？生老病死是人生的必修课，癌症是一个基因突变导致的概率事件，假如事已至此，那我们更没必要去纠结为什么了。既然癌症已然成为事实，当下需要的是，积极地治疗，对抗癌症。作为亲人和爱人，需要的是，和她一起对抗癌症，不要让她孤军奋战；需要的是，陪伴她的每一份喜怒哀乐，让她在抗癌的日子里，保持一种体面的、有尊严的生活。

　　虽然我们谁都无法掌控生死，但是我们可以选择活成第100万次的猫，善待自己，善待身边的亲人。因为他们是陪伴你时间最长，值得你付出一生的温柔去爱的那只白猫。

　　人生有百味，经历酸甜苦辣、喜怒哀乐的种种方为有滋有味。人体这个复杂的系统也是如此——千变万化。之所以说医学难也就在于，每个人都不一样，每个病都不是很确定，有时你看到的是1，但往往又不能肯定地下结论它就是1。所以假如做手术已然成为事实的时候，与其费尽心思去找第二个、第三个医生甚至"百度医生"来证明主治医师所说的手术是否合理，不如姑且相信你的主治医师，去和他探讨更多的治疗可能性。我非常理解你需要获取大量信息来减少内心的恐慌，所以我鼓励你通过各种渠道去获取医疗资料与信息，但是切记，不可武断地用"百度医生"去质疑你的"主治医师"。

　　我常说医学和人体一样，都很复杂，所有的一切都可能在一直变化，包括疾病的症状、诊断、用药、治疗方案、技术等。所以，我同样也会有技术没达到的时候，我说"这个手术我不行"不是推诿，我更不会为了我的自尊心而建议你保守治疗。假如我不行，我一定会告诉你"建议你去找谁"。所以医生敢于承认自己不行，不应该被认为是件羞耻的事情，医生也应当承认自己不行，这是一个好医生该有的品质。

生命的意义，在于人与人的相互照亮。与乳腺癌抗争，注定是场艰难的战役。作为医生，我一直认为，耐心倾听患者（家属）的问题，这在很多时候，和给出治疗决策有着同样的价值。我也深切地感受到，当患者（家属）在陷入无助时，是多么希望能有一个医生像朋友一样，站在自己的角度来设身处地地思考问题，帮助自己做出最优的选择。

有患者曾对我说，"黄医生，感谢你没有因为我的激进、我的喋喋不休而敷衍回应"。我同样也感到很欣慰，这也是我一直渴求的医患间相互信任、彼此真诚的和谐氛围。这些年，我一直坚持在"好大夫在线"平台做科普、给大众答疑解惑。我把在临床中遇到最多的、患者及大众问的最多的问题整理出来，出版成册。希望这本《乳房保卫战》的出版，能为你在治疗选择上提供参考，让你少走一些弯路，多一些正确的、合理的、冷静的选择。

最后，我想说，我希望能成为手术室的那道微光，和你们一起并肩作战；我希望能成为你们的希望和力量，为你们照亮前行之路。

黄 欧

2024 年 3 月写于瑞金医院

第 1 章　认识乳腺癌

第 2 章　乳腺癌临床分期和病理类型

第 **3** 章 乳腺癌的手术治疗

第 **4** 章 乳腺癌的综合治疗

第 **5** 章 乳腺癌治疗的不良反应应对措施

第 **6** 章 乳腺癌的康复和饮食

第 **7** 章 乳腺癌的预防和基因检测

第1章
认识乳腺癌

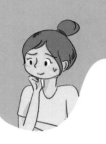

在这喧嚣的世界
总有一个角落只属于自己
一个人静坐
孤单成了最顶级的享受
我爱这种谦卑的寂寞
能让人忘却生命的沉重
来坚持热爱，静静享受，慢慢治愈

@浅浅治愈日记

1. 乳腺癌自查 "澡" 知道

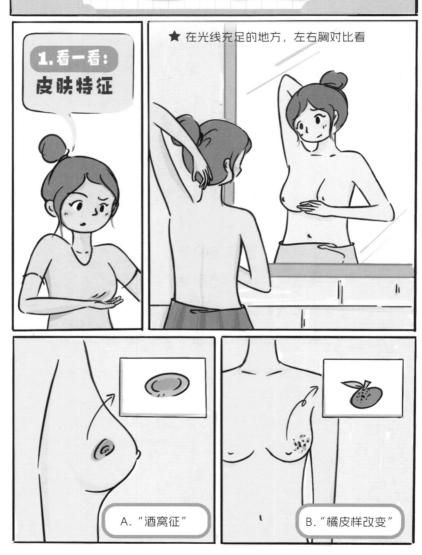

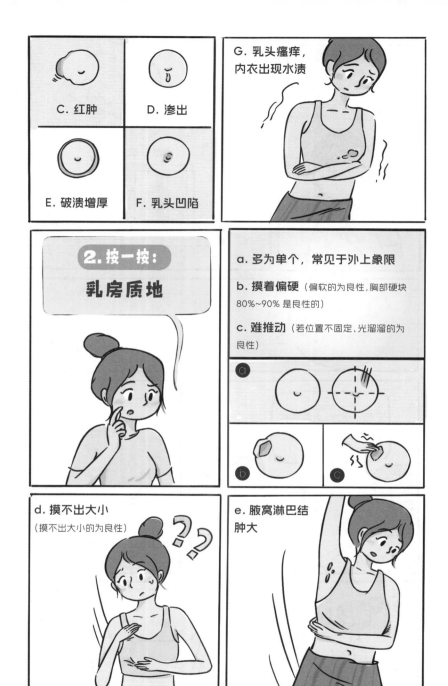

C. 红肿

D. 渗出

E. 破溃增厚

F. 乳头凹陷

G. 乳头瘙痒，内衣出现水渍

2. 按一按：乳房质地

a. 多为单个，常见于外上象限

b. 摸着偏硬（偏软的为良性，胸部硬块 80%~90% 是良性的）

c. 难推动（若位置不固定、光溜溜的为良性）

d. 摸不出大小

（摸不出大小的为良性）

e. 腋窝淋巴结肿大

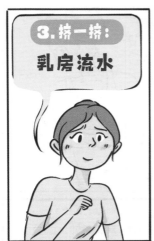

3. 挤一挤：乳房流水

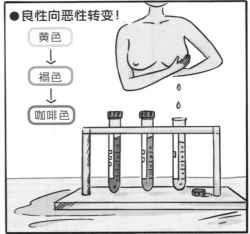

●良性向恶性转变！

黄色 → 褐色 → 咖啡色

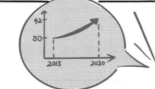

我国乳腺癌的年新发病例：
2015年约30万，2020年约42万
温馨提示：发现越早，治愈率越高！

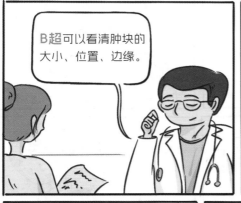

B超可以看清肿块的大小、位置、边缘。

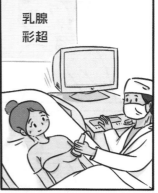

乳腺彩超

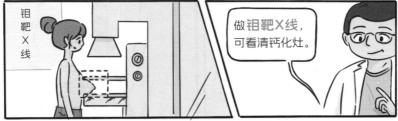

钼靶X线

做钼靶X线，可看清钙化灶。

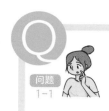

医生，我在洗澡时摸到右边乳房里面有一个硬块，不痛不痒的，我不放心，想让您帮我诊断一下，会不会有可能是得了乳腺癌呢？

A 早期乳腺癌确实要特别注意乳房发生的皮肤变化。你这个肿块，又硬又很难推动，又不痛不痒，虽然有很大可能会是恶性的，但是还需要做个乳腺三维高清 B 超，才能进一步明确诊断。

乳腺癌的早期征象有哪些？

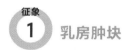

乳房肿块

乳房肿块，通常是乳腺癌早期最常见的征象，患者往往是在无意中摸到或者两癌筛查时发现的。乳腺癌肿块常常位于外上象限，一般都是单个的多见，也有播散比较严重，出现多个肿块的情况。

乳腺癌的肿块，和普通的良性肿块（如年轻女性常见的纤维腺瘤）相比，在触感上有很大的不同。

乳腺癌的肿块摸上去有以下几种感觉：

● 质地偏硬（医学上，把按压鼻尖的手感，称为韧；把按压额头骨头的手感，称为硬）。

● 边界摸不清楚（就是无法用手，准确地摸出肿块到底有多大）。

● 很难推动肿块，感觉黏在皮肤上或有牵拉的感觉。

● 按压不痛（很多门诊患者，会错误地以为，不痛是好事，其实则不然。乳房肿块，摸上去有痛的感觉，一般是小叶增生的肿块，反而不是恶性的哦）。

而与之相对应的**乳房良性肿块**（或良性的肿瘤如纤维腺瘤）摸上去的触感是：

● 柔韧的手感。

● 能清晰地摸出肿块的边界，靠手感就能大致了解肿块的大小（能精准地描述出来，如黄豆大或绿豆大）。

● 关键一点，良性的肿块，是光溜溜的，摸到以后，再想去摸的时候，却发现它变换位置了（医学上称为活动性强）。

● 良性乳房肿块，摸上去以不痛为多见，但小叶增生会有疼痛。

所以，在平时的生活中，只要自己摸到可疑的肿块，建议及时就诊，可以做一个乳腺三维高清 B 超，就能初步判断。

表1 乳房良性、恶性肿块鉴别

	恶性肿块	良性肿块
质 地	偏硬 （按压额头骨头的手感，称为硬）	柔韧 （按压鼻尖的手感，称为韧）
边 界	模糊，大小不可描述 （无法准确形容）	清晰，大小可描述 （黄豆大或绿豆大）
活动性	很难推动，黏在皮肤上，有牵拉感	位置可滑动，光溜溜
疼痛感	按压不痛	不痛为多见。小叶增生会有疼痛

小贴士
tips

根据 2020 年中国乳腺癌的大数据，乳腺癌的发病率是 41.6/10 万，已经成为女性发病率第一的恶性肿瘤。但是也不要过分紧张，关注以上乳腺癌早期征象，明确原因，早发现，早治疗。

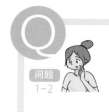

Q 问题 1-2 医生，我小叶增生比较严重的，经常会痛。前段时间痛得厉害了，我就在网上买了一些治乳腺增生的药物。最近乳房倒是不痛了，但是我发现乳房的皮肤变厚了，还有一片红色的斑，不知道是不是我吃的药起效果了？难道是乳腺增生治好了吗？

A 你这个药对你的乳腺增生有没有用，我现在还不能下判断，反倒是你的乳房皮肤发生了改变这个情况，是现在要重点关注的。很多乳腺癌的早期征象也会有乳房皮肤的改变，你现在可以做一个乳腺三维高清 B 超，我们再来进一步诊断。

小贴士 tips

　　在没有明确病情之前，不要乱用药。是药三分毒，一旦用错药，不仅对病情缓解没有帮助，反而会拖延病情，让乳腺疾病复杂化，乃至加速病情恶化。

征象 **2** 乳房皮肤改变

　　乳腺癌的皮肤改变，和平常的乳腺炎的皮肤改变，有很大的不同。乳腺炎，通俗的理解就是乳房化脓了，是一种炎症，就像脸上长"青春痘"，红红的、肿肿的，摸上去很痛，是细菌感染引起的，只需要抗炎治疗就可以了。而乳腺癌，除了有不痛的肿块这一特点，乳房出现一些异常改变也是其一大特点，可以与乳腺炎区别开。

1 皮肤凹陷

乳房上出现的这个凹陷，就像微笑的时候，在脸颊上出现的小酒窝一样，所以我们医学上，把乳房出现的这种酒窝样凹陷的征象，称为"酒窝征"。这是乳腺癌特有的一种表现，往往提示癌细胞已经突破基底膜成为浸润性癌了，并侵犯了正常的乳房韧带，受侵犯的乳房韧带就牵拉了它所管辖区域的皮肤，从而使皮肤出现一个酒窝样的征象。

2 橘皮样的改变

乳房上的皮肤，若出现毛孔变粗、变深，就像橘子皮上颗颗粒粒的凹陷一样，我们医学上就把这种征象称为"橘皮样"改变。这往往提示，乳腺癌比较严重，已经侵犯到这个区域的皮肤，并造成淋巴回流堵塞。有这种"橘皮样"征象的乳腺癌，一般都不具备手术条件，需要先进行乳腺癌的全身治疗，使肿瘤缩小，创造手术条件。

这种乳房皮肤，摸上去的手感不像正常的柔韧（按压鼻尖的手感，称为韧）的乳房肌肤，触感很厚，乃至有很硬（按压额头骨头的手感，称为硬）的感觉。往往摸不到乳房里的肿块，只觉得整个乳房都水肿了，肿胀得很厉害。

3 乳房皮肤红肿、皮肤增厚变硬

这种因乳腺癌引起的乳房皮肤红肿、增厚变硬，有时候与哺乳期的急性乳腺炎难以区分，往往会被当作哺乳期乳腺炎治疗。部分患者甚至已经用中医外敷治疗好几个月，才转到乳腺专科就诊。这种炎症表现的乳腺癌，是非常特殊和罕见的，我们医学上称它为"炎性乳癌"。

炎性乳癌，顾名思义，就是有炎症表现的癌症。它与哺乳期乳腺炎最大的不同点，在于触诊的手感和皮肤的温度感。通常情况下，炎性乳腺癌的癌细胞已经从乳房里面完全向外侵犯，蔓延到整个乳房皮肤了。所以病情非常严重，治疗难度很大，治疗效果也不太理想。一般要先进行化疗，创造开刀条件，才有手术机会。

小贴士 tips

对于乳房皮肤红肿、增厚变硬等有炎症反应的患者，首先要去专业医疗机构确诊是否是乳腺炎（排除炎性乳癌）之后，才能进行对症消炎治疗。如果把特殊类型的乳腺癌当作炎症治疗，反而会加速癌症扩散。

区分

炎性乳癌触感：皮肤变硬，缺乏弹性，碰触时没有疼痛感觉，皮肤的温度相对不高。通过眼睛看，无法界定出红色皮肤累及的具体范围（只有一个模糊的范围感）。这片红肿的皮肤，往往伴有皮肤橘皮样的改变。

乳腺炎触感：皮肤变硬但是仍有弹性，有碰触的疼痛感觉（就像碰到脸上红肿的青春痘的触痛感觉），红肿区域的皮肤温度会略高，自我感觉皮肤发烫。通过眼睛看，能清楚地辨识出皮肤炎症的区域范围。但红肿的区域，往往没有橘皮样的改变。

征象 3 乳房变形

1 乳头、乳晕位置的异常

当癌细胞侵犯了乳头或乳晕区域的组织，会造成乳头位置改变或者乳头向内凹陷。在平时生活中，注意比对两侧的乳头，一旦发现双侧乳头不对称，要特别小心，及时到医院排查。一般做一个乳腺三维高清B超，就能明确。

2 乳头瘙痒、流水，甚至流血

绝大多数的乳腺癌患者，都是因为摸到乳房肿块而就诊。但是也有一小部分的患者，没有摸到乳房肿块，早期仅仅只是感觉到乳房涨，偶然发现乳头有出水。抑或仅仅只是换洗胸衣的时候，发现胸衣上对应乳头的位置有黄色或褐色的水渍，才引起注意。还有些患者，并没有观察到乳头出水，而是由于乳头区域出现湿疹样的瘙痒，去皮肤科检查，才发现是乳房疾病。

以上这些因乳腺癌而引发的乳房变形的根源，都在于乳房内的乳腺导管出了问题，就是原来哺乳期负责乳汁排泄的管道（输乳管），发生了病变，经长期演变，形成了"导管内"的肿瘤，医学上称为"导管内乳头状瘤"。导管内病变早期时会分泌液体，液体沿着乳腺导管到了乳头，形成乳头出水（医学上称为乳头溢液）。随着导管内毛病的发展，分泌的液体量会越来越多；液体的颜色，也由最初的透明液体，向略黄的颜色（浆液性）发展，这时候一般表示导管内乳头状瘤已经成熟，但尚处于良性阶段。这时候只要及时治疗，手术切除病变的导管，就能治愈。再发展下去，分泌的液体转变成褐色，甚至咖啡样的暗黑色，这提示病变已从良性向恶性转变。

征象 4 腋窝淋巴结肿大

有一部分患者乳房没有任何不适症状，就是觉得腋窝下面搁着难受（总觉得腋下夹了东西），自己摸到在腋窝腋毛的深面有包块，小到绿豆大小，大到像乒乓球这么大。这有可能就是腋窝淋巴结因为受到了攻击，变肿大了。腋窝淋巴结主要是负责乳房区域和手臂区域的淋巴引流，所以腋窝淋巴结肿大，代表乳房或手臂出问题了。所以不管什么原因导致的腋窝淋巴结肿大，都应积极检查。

2.一侧得了乳腺癌，另一侧也一定会得吗？

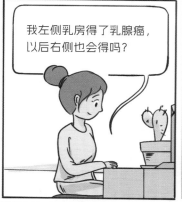

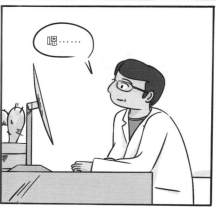

我左侧乳房得了乳腺癌，以后右侧也会得吗？

嗯……

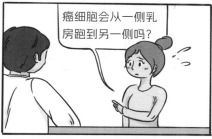

癌细胞会从一侧乳房跑到另一侧吗？

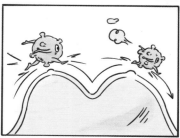

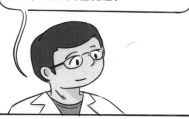

别担心，你说的这种转移方式比较罕见，除非是一侧乳腺的疾病太严重了，比如炎性乳癌。

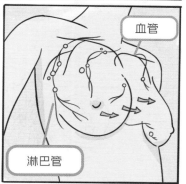

血管

淋巴管

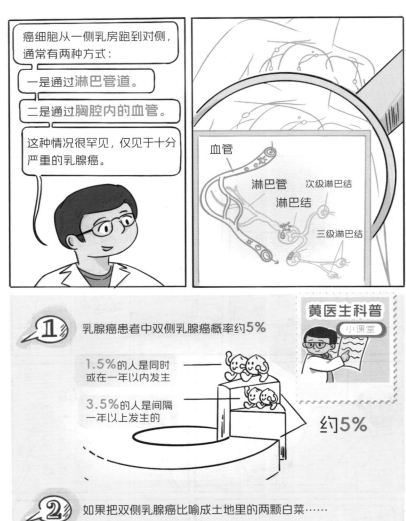

癌细胞从一侧乳房跑到对侧，通常有两种方式：

一是通过**淋巴管道**。

二是通过**胸腔内的血管**。

这种情况很罕见，仅见于十分严重的乳腺癌。

血管

淋巴管　次级淋巴结

淋巴结

三级淋巴结

黄医生科普

小课堂

① 乳腺癌患者中双侧乳腺癌概率约5%

1.5%的人是同时或在一年以内发生

3.5%的人是间隔一年以上发生的

约**5%**

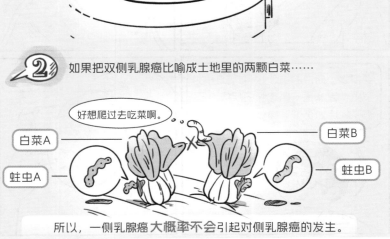

② 如果把双侧乳腺癌比喻成土地里的两颗白菜……

好想爬过去吃菜啊。

白菜A

白菜B

蛀虫A

蛀虫B

所以，一侧乳腺癌**大概率**不会引起对侧乳腺癌的发生。

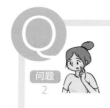

问题 2

医生，现在我右边确诊是乳腺癌了，以后左边是不是也会得啊？

A 一边得乳腺癌，另一边是有可能会再得乳腺癌，但并不是每个人都会得。

如何鉴别新发病灶和转移病灶？

从我们医院的数据分析，来就诊的乳腺癌患者中，双侧都得乳腺癌的概率是 5% 左右，其中约 1.5% 的人是同时或在一年以内发生的，约 3.5% 的人是间隔一年以上发生的。这意味着，得乳腺癌的人中，有 95% 这一辈子可能只经历一侧乳腺癌治疗的痛苦。

在临床中我们发现，双侧乳腺癌患者左右两侧乳腺癌的病理类型大多时候是不一样的。就像地里有两颗白菜，一颗白菜烂了，另一颗白菜也烂了，但是往往不是由同一种蛀虫造成的。这种两侧都是各自原发的乳腺癌，治疗都是独立的，治疗效果也是各算各的。如果双乳癌是同时确诊的，那么我们会综合两侧疾病一起治疗；如果不是同时确诊的，那么很遗憾，患者要经历两轮独立的治疗。

除了上面提到的两侧独立的、新原发的乳腺癌，还有一种罕见的情况，就是像炎性乳癌这种毛病，因为一侧乳腺的疾病太严重，肿瘤细胞从一侧乳房，通过皮肤的淋巴管道，或通过胸腔内的血管，蔓延到对侧乳房。这种由一侧转移到对侧的乳腺癌患者，和乳腺癌病灶转移到内脏（如肝、肺）的患者，性质是一样的，都算晚期乳腺癌，是预后很差的类型。

由于双乳癌的病理类型是两种，所以治疗的策略和对患者预后的判断也是完全不一样的。因此，如何区分另一侧乳腺癌是新发病灶，还是转移过去的病灶，就显得非常重要。这有点像侦探破案，两起案件到底是同一个作案人，还是说两起案件并没有关联性，需要依赖临床经验丰富的医生进行鉴别。

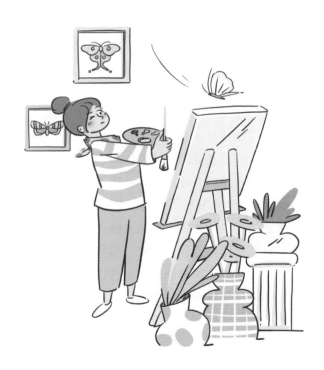

小贴士 tips

一侧乳房确诊乳腺癌了，只要及时治疗，不要拖延到太严重，一般不会转移到对侧乳房。但是另一侧再新发乳腺癌的概率总还有约 5%，所以定期检查对侧乳房非常有必要，勿存侥幸心理。

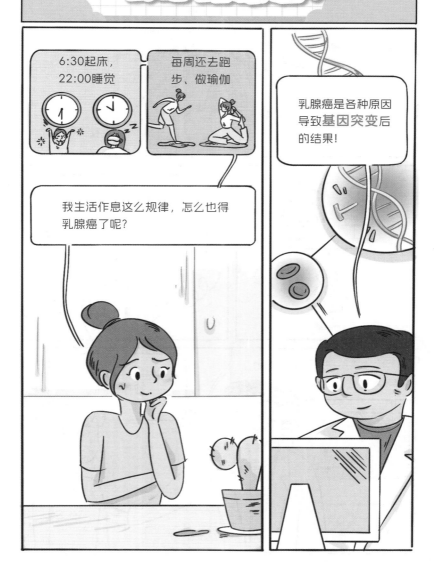

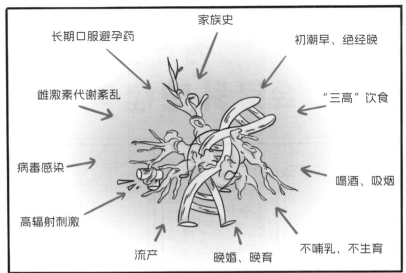

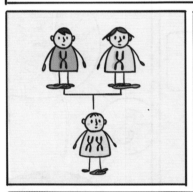

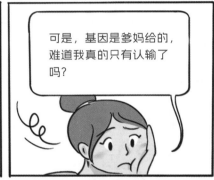

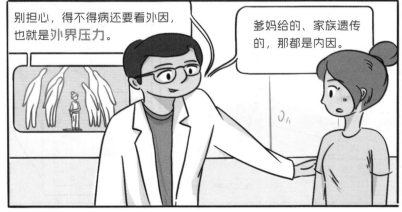

内外兼修，赶走emo；
找回开心，赶跑肿瘤！

☑瓜果蔬菜 	☑作息规律	☑减压抗压	☑ 做DIY提高动手能力
☑ 整理房间换来好心情	☑ 写一封信给未来的自己	☑运动健身	☑ 学习护肤知识，养好皮肤
☑ 自己做饭	☑ 把想看的电影、纪录片看完	☑ 断舍离：扔掉不再使用的东西	☑ 学习一门新技能，提高竞争力
☑ 去想去的餐厅打卡，奖励自己	☑瑜伽放松	☑ 跟着穿搭博主学习穿搭	☑ 去周边的城市旅游
☑ 去看画展陶冶情操	☑ 学理财知识，让钱"生"钱	☑ 将衣服按季节分类	☑ 养一些绿植或者花

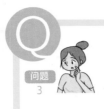

问题 3

医生，我很注重生活质量、健康作息，这十几年，都是 6：30 起床，22：00 睡觉，每周还去跑步或者做瑜伽，我怎么也得乳腺癌了呢？

A 你这个问题，其实科学家一直也在苦苦追寻答案，不只是乳腺癌，所有的恶性肿瘤都处于类似的情况。根据目前的研究，我们能确定的是，因为人体基因向"坏的方向"突变，导致了"得乳腺癌"这样的结局。

　　一个人得不得肿瘤，是内因（爹妈给的，你改变不了）加上外因（外界压力）综合作用的结果。我们改变不了基因，但是我们可以选择适合自己的外界压力。这也是我一直在倡导的，健身生活方式（饮食、睡眠）+ 健康的心理状态和思想，才是避免肿瘤发生的根本所在！

乳腺癌的发病原因到底是什么？

　　基因突变，是物种起源和发展的内在动力。人类之所以能从动物进化成"智能生物"，就是靠"基因突变"。基因突变是"上帝赋予的超能力"。"物种进化""人类进化"，是基因向"好的方向"突变（基因良性突变）的结局。人类慢慢变得越来越智能，越来越适应环境，就是在不断演变的外界环境压力中，不断地进行基因的改变，向着人类物种优化的方向发展，这种基因向"好的方向"突变，是良性突变，是我们人类所欢迎的。

但是如果外界压力过大，比如工作压力过大、过度疲劳、外界毒物刺激（吸烟、喝酒、甲醛等）、紫外线、微波炉、射线等外因作用下，基因突变失去了正常的良性突变轨迹，超过了我们人体的调控，这时候的基因突变，是我们人类自身无法控制的，就有可能出现"基因恶性突变"。就像司机疲劳驾驶，车子就有可能会失控，导致车祸发生是一个道理。身体薄弱的器官的细胞，如果基因发生恶性突变，就可能会出现肿瘤。所以肿瘤的发病原因是多个因素、多个阶段等综合作用导致基因恶性突变。

乳房 B 超和钼靶都做了，为什么还要做核磁共振增强呢？

很多患者都会认为，乳腺癌就是乳腺上长了一个瘤子，总归是可以摸到的。你会这么理解，也不算错，但也不能说完全正确。因为还有一部分乳腺癌，就是摸不到明显肿块的。比如乳房钙化灶，这种就算做 B 超也看不清，但是钼靶检查是可以发现病灶的。

钼靶——让乳房钙化灶无处可逃

乳腺癌和新冠病毒一样，有很多不同的表象，比如乳房钙化灶，就是其中一种非常常见的表象。钙化灶是什么呢？钙化灶，顾名思义，就是有"钙"的病灶。人体的骨头，就是最大的融合成片的钙化灶，假如怀疑有骨折，通常拍一个 X 线片，就可以清晰地显示出骨头的全貌，连很细微的骨折都能看清楚。

同样的，临床上用专门拍摄乳房的 X 线设备（乳房 X 线，也叫钼靶），把乳房夹扁了进行拍摄，就能在胶片上看到乳房的钙化灶。和凝结成块的骨头不一样的是，乳房的钙化灶有点像我们脸上的小雀斑，点点斑斑，不凝结成团，所以我们的手，是摸不出乳房里面这些细小的钙化灶的。乳房 B 超检测也往往容易遗漏。

　　乳房钙化灶就像皮肤的雀斑，有些人先天就有，有些人随着功能老化慢慢出现。乳腺钙化灶和肿块、结节类似，也有良恶性之分，如果不影响身体健康，是不需要特殊处理的；只有临床怀疑有恶性可能的钙化灶，才需要手术活检，送检病理科才能明确是否有癌变。

　　乳房钼靶检查，是把乳房夹扁了拍，所以患者做这个检查会有不舒适的体感。拍摄出来的钼靶图像是乳房挤压以后的图像，自然会存在显像的叠影。如何准确区分这些"针尖"大小钙化灶的良恶性，这需要有高清晰度和高分辨率的钼靶机器，以及经验丰富的乳腺专家进行鉴别。

小贴士
tips

　　一般临床上，对于 40 岁及以上的女性，建议乳腺常规检查除了做乳腺 B 超以外，还要加做乳腺钼靶检查。

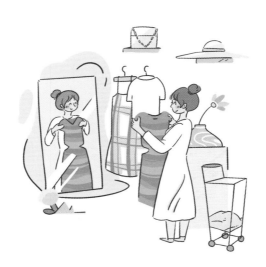

B 超、钼靶、核磁共振增强有何异同？

经常有患者问我，医生，我体检的时候乳房 B 超和钼靶都做了，为什么现在还要做乳腺核磁共振增强呢？

其实，乳腺 B 超、钼靶、核磁共振增强，每种检查都有一定局限性，没法把乳房的每个面都拍到。打个比方，乳房就好比一座山峰，乳腺 B 超从"前面"观察，钼靶从"后面"观察，核磁共振增强从"山顶"观察。从不同角度拍摄到的画面是不一样的，只有把这些信息汇总起来，才有可能得出全面的信息。

乳腺核磁共振增强检查，是通过把含有"钆"的造影剂输注体内，而乳腺内有活性的细胞摄入钆，在"磁场"环境下，会出现一些运动信号，被机器捕获。所以核磁共振增强，能帮助我们分析肿块和钙化等乳房异常区域的活性情况。

就像日本富士山火山，表面看不出任何动向，但是温度探测仪，就能探测出火山内部的活性情况，从而判断火山是否处于喷发期。

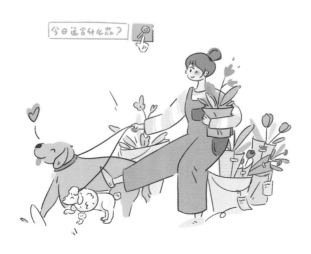

医学的发展，总是先有"病"再开发出针对性检测的机器和设备。针对乳房肿块，可以利用 B 超机器来检查病灶性质；针对乳房钙化灶，则开发了乳腺 X 线（钼靶），用来明确乳房钙化灶的性质。肿块、钙化灶，都是乳房出现异常的结构变化，而被机器捕获到了。

因为考虑到核磁共振增强的机器和设备比较昂贵，一般只在大型的医院才会有配置，加上检测费用比较高、检测时间比较长（约 30 分钟），所以一般乳腺常规检查，是不推荐直接做乳腺核磁共振增强检查的，仅在特殊情况下考虑。

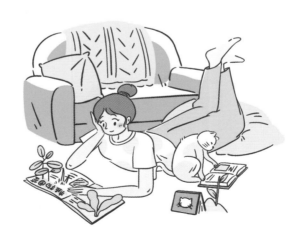

B 超、钼靶 X 线 核磁共振增强

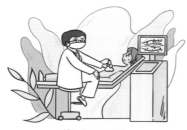

★约 250 元

① 乳腺 B 超能检查出什么？

首选检查，尤其适合年轻女性。

A. 对肿块敏感，比如小叶增生、囊肿、纤维腺瘤、炎性团块、肿瘤等。这是其他检查所不能够企及的。

B. 在彩超监测下，帮助医生完成一些手术或是穿刺。

C. 无放射性损害，生理期、妊娠期和哺乳期影响都不大。

D. 经济、便捷。

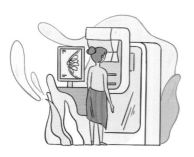

★约 250 元

② 乳腺钼靶 X 线能检查出什么？

≥40 岁女性，建议每年做一次乳腺钼靶 X 线检查。

A. 对钙化灶的诊断非常准确。
提醒：发现钙化点，就要警惕乳腺癌的发生！

B. 鉴别乳腺的良性病变和恶性肿瘤，对早期乳腺癌筛查有重要意义。

C. 有射线损伤，有备孕计划女性不要进行乳腺钼靶检查。

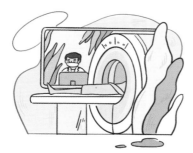

★约 1 000 元

③ 核磁共振增强能检查出什么？

非常规推荐，仅在以下情况时选择。

A. 乳房有出水，需要检查乳房导管情况。

B. 观察乳房假体有无渗漏和植入物周围病变情况。

C. 做了 B 超和钼靶，仍无法判断良性、恶性的病灶。

D. 评估病灶范围或评估治疗效果。

E. 作为乳腺癌高危人群的筛查方式。

F. 无放射性损害。

提醒：需要避开月经周期，在月经干净后 1 周做检查。

第 2 章

乳腺癌临床分期和病理类型

一个人，才要好好生活

一个人逛街、吃饭，把冰箱装得满满

出门把自己打扮得漂亮

回了家，慵慵懒懒

送自己礼物，带自己旅行

陪着自己，一步步靠近梦想

我想，大于孤独的永远是自由

有这样一段时光，真好

4. 原位癌会迅速进展成浸润性癌吗?

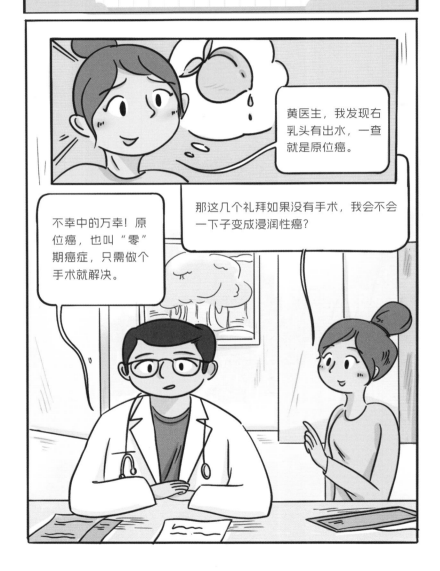

黄医生,我发现右乳头有出水,一查就是原位癌。

那这几个礼拜如果没有手术,我会不会一下子变成浸润性癌?

不幸中的万幸!原位癌,也叫"零"期癌症,只需做个手术就解决。

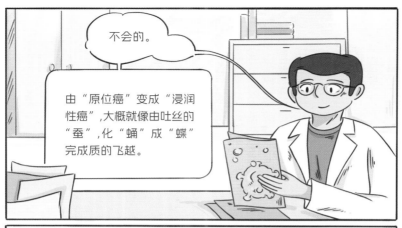

不会的。

由"原位癌"变成"浸润性癌",大概就像由吐丝的"蚕",化"蛹"成"蝶"完成质的飞越。

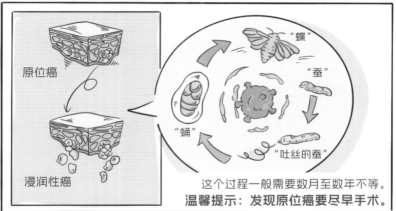

"蝶"
"蚕"
"蛹"
"吐丝的蚕"
原位癌
浸润性癌

这个过程一般需要数月至数年不等。

温馨提示：发现原位癌要尽早手术。

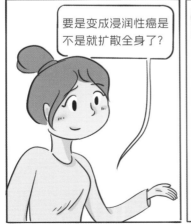

要是变成浸润性癌是不是就扩散全身了？

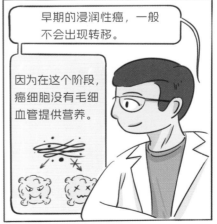

早期的浸润性癌，一般不会出现转移。

因为在这个阶段，癌细胞没有毛细血管提供营养。

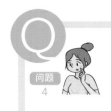

Q 问题4 医生，我的右乳头有血性液体流出来，检查报告上说是"原位癌和浸润性癌并存"，这是怎么回事？是不是比单单一种癌症更加严重呢？

A 只要记住一点，原位癌属于坏人堆里的"好人"，浸润性癌属于实打实的"坏人"，是否严重，关键就看"坏人"干了多少坏事。

乳腺原位癌和乳腺浸润性癌的区别

医学上，根据乳腺癌细胞突破的程度，人为地划分为原位癌和浸润性癌。原位癌，指的是癌细胞局限在上皮层内，没有突破"基底膜"（专业术语）。打个比方，原位癌就像鸡蛋里的小鸡，已经孵化完成，但是还没有破壳（壳＝基底膜）；浸润性癌则是鸡蛋里的小鸡，破壳了（突破了基底膜），具有逃窜活动的能力。由"原位癌"变成"浸润性癌"，就像由吐丝的"蚕"，化"蛹"成"蝶"完成质的飞越，也意味着癌症毛病升级了，恶性程度加重了。

原位癌，属于早早期癌症，也叫"零"期癌症，不需要化疗，只需要手术切除彻底，一般医学上就认为终身治愈了。而浸润性癌不同，比原位癌严重，癌细胞已经突破基底膜了，说明就有全身扩散和转移的危险，要根据浸润的程度、病理类型和检测的具体情况，综合考量是否要做化疗。所有乳腺癌的全身治疗，都是针对浸润性癌的治疗。

乳腺癌的全身治疗，有三驾马车——化疗、内分泌、靶向治疗，需要结合每位患者的病理情况等因素，综合考量后再制订具体方案。

比如前面的案例，既有原位癌也有浸润性癌，情况确实比较特殊，也就是说一部分癌细胞在"基底膜"里面（原位癌），一部分突破到"基底膜"以外（浸润性癌）。这种情况的乳腺癌，治疗方案是根据浸润性癌那部分病灶的病理报告结果来制定，一般是采取手术切除＋全身治疗。

> **小贴士 tips**
>
> 原位癌和浸润性癌并存的情况，不一定都需要做化疗。假如肿瘤肿块中浸润性癌占比 90%，并且对化疗敏感，推荐手术切除＋化疗；但是若肿块是以原位癌为主，浸润性癌仅占比小于 1%，那么可能就不一定需要化疗了。

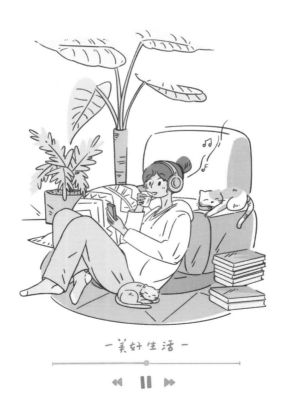

一美好生活一

5. 乳腺常见的几种肿瘤有什么区别?

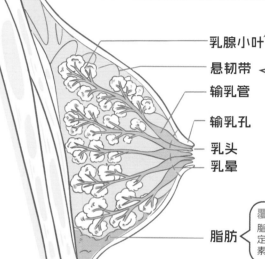

乳腺小叶 —— **乳腺组织**
主要功能是泌乳。

悬韧带

输乳管 —— **结缔组织**
支撑性组织。主要功能是维持乳房挺拔、防止下垂。其中很重要的组织叫作乳房悬韧带。

输乳孔

乳头

乳晕

脂肪 —— **覆盖填充在表面**
脂肪组织的多少是决定乳房大小的主要因素之一。

乳腺纤维瘤	浸润性小叶癌	导管内乳头状瘤	浸润性导管癌
生长在输乳管和乳腺小叶以外区域。只需手术切除就能治愈。	起源于乳腺小叶。为恶性肿瘤。占乳腺浸润性癌10%~15%。	生长在输乳管内。为良性肿瘤。但癌变率为14%~18%。	起源于末梢输乳管。为恶性肿瘤。占乳腺浸润性癌50%~70%。
注意:有恶变风险,备孕女性尤需注意。	注意:一定要尽早手术!	注意:一旦发现,立即手术!	注意:一定要尽早手术!

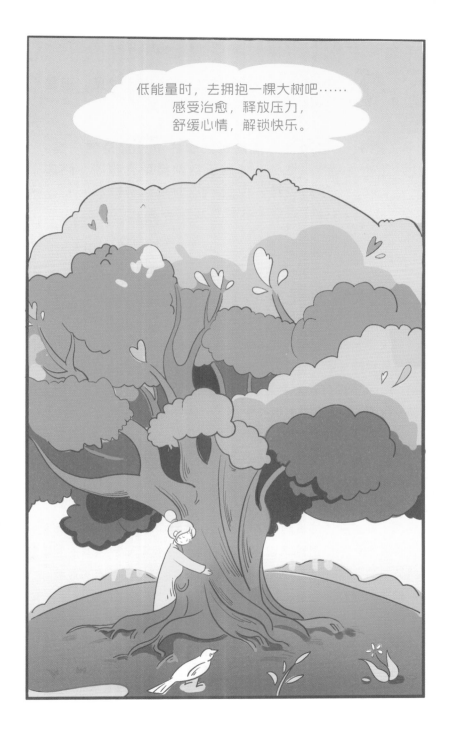

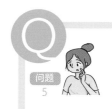

问题 5

Q 医生，听说浸润性小叶癌比较少见，那是不是风险比浸润性导管癌高？

A 浸润性导管癌是乳腺癌中最常见的一类。浸润性小叶癌属于特殊类型乳腺癌，临床相对少见，但是癌症的风险、预后并不是以临床患病人数多少来评判的。

浸润性乳腺癌是什么？

医学研究发现，浸润性乳腺癌中绝大多数（为 50%～70%）都是发源自乳房的导管，所以人为地命名为"浸润性导管癌"。所以在临床体检中，若发现有导管内的早期病变，不能掉以轻心，要及时处理，避免从良性肿块发展为恶性肿瘤。

浸润性小叶癌占浸润性癌的 5%～15%，发源自乳腺的腺体。除此，还有一些发病率相对更低的其他类型的浸润性癌，比如黏液癌、小管癌等，都有各自的特点。

"龙生九子，各有不同"。无论是起源于导管的浸润性导管癌，还是起源于乳腺腺体的浸润性小叶癌，在后期肿瘤细胞的演变中，会出现各种变型，最终形成各自不同的病理免疫组化和基因型的乳腺癌。不同类型的乳腺癌，其特性各不相同，治疗上就出现不同的方案。

但总的治疗原则是，如果是乳腺癌早期，一般都是先手术，再看要不要化疗，化疗以后再看要不要放疗、内分泌治疗、靶向治疗，这就是我们常说的早期乳腺癌的常规 5 个阶段。

比如浸润性小叶癌，病理免疫组化检测中，雌激素受体（ER）检测多是阳性的，容易在乳房内出现多个病症，对化疗敏感度不高，但是对内分泌药物比较敏感。和浸润性导管癌一样，浸润性小叶癌治疗的效果，也是都取决于患者对治疗药物的敏感性。

知识链接

公元前 400 多年前，古希腊学者希波克拉底（医学之父），最早用 "carcinoma"（在古希腊语中是螃蟹的意思）来形容癌症细胞扩散时如螃蟹横行霸道的样子。我们对癌症（包括乳腺癌）的探索，已经有 2 500 多年了，根据现在已知的探索，不断地再去总结规律。研究发现，乳腺癌有很多种病理类型和免疫组化类型，不同的病理类型和免疫组化类型，需要不同的治疗策略。有些类型对化疗敏感，有些类型对内分泌治疗敏感。

随着科学技术的发展，尤其是基因检测和芯片技术的出现，乳腺癌的治疗已经从单纯地依赖传统的病理免疫组化结果来制定治疗策略，发展到现在融合了分子基因检测（比如 21 基因检测、70 基因检测等）的结果，进行更加精准的个体化治疗时代。每一次科学技术的提高和发展，必将带来乳腺癌治疗的巨大革新。

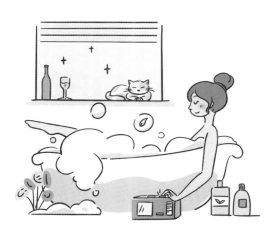

6. 乳腺癌腋窝淋巴结转移怎么办？

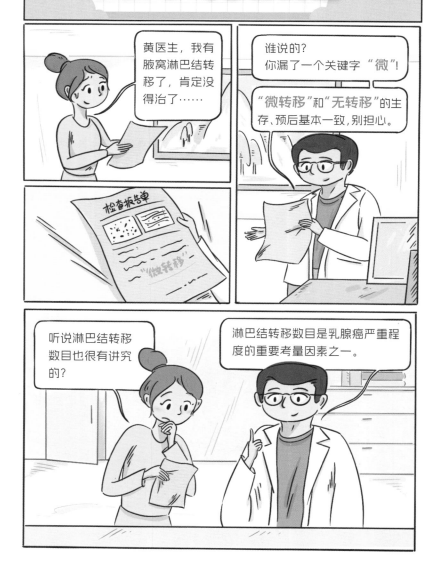

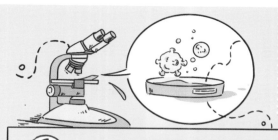
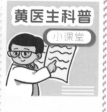

黄医生科普 小课堂

① 关于淋巴结转移性质（显微镜下观察）：

孤立细胞转移	微转移	宏转移
淋巴结转移灶小于0.2 mm，或肿瘤细胞数目≤200。	淋巴结转移灶0.2~2 mm。	淋巴结转移灶大于2 mm。

 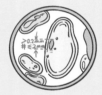 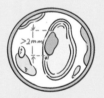

②

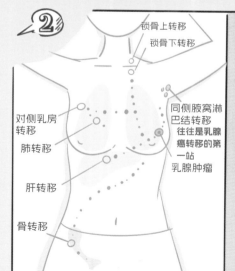

锁骨上转移
锁骨下转移
对侧乳房转移
肺转移
肝转移
骨转移
同侧腋窝淋巴结转移 **往往是乳腺癌转移的第一站**
乳腺肿瘤

淋巴结转移数目与治疗：

❶ 0枚：有机会免除化疗和放疗。

❷ 1~3枚：百分百要放疗。

❸ ≥4枚：百分百需要化疗和放疗。但只要具备手术条件，仍属于早期乳腺癌。

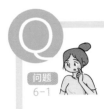

Q

医生，我乳腺癌的病理报告上写着"腋窝淋巴结微转移"，是不是已经扩散全身了？没得治了？

A

虽然可以肯定的是，"有转移"肯定不是一件好事。但是，据大数据分析，"微转移"的生存、预后和"无转移"患者基本一致，对我们现有治疗策略选择没有影响，无需区别对待。

关注腋窝淋巴结转移的意义是？

乳腺癌患者最怕的一点就是淋巴结转移，常常认为腋窝淋巴结转移就是全身转移，发生腋窝淋巴结转移后就无法治愈了。其实，这种想法过于偏颇，甚至有点危言耸听了。

腋窝淋巴结转移的程度分级，是根据淋巴结转移的病灶大小，人为地分为四个层次，由轻到重依次为：没有转移（又称无转移，或阴性），孤立细胞转移（isolated tumor cells, ITCs），微转移，宏转移。

- 没有转移（腋窝淋巴结阴性）：就是淋巴结里没有看到癌细胞。往往提示，毛病相对较轻，满足一定条件有免除化疗的可能性。癌症用药也偏轻微。
- 孤立细胞转移，就是显微镜下淋巴结有小于 0.2 mm 的转移灶，或肿瘤细胞数 ≤ 200。
- 微转移，就是显微镜下淋巴结有 0.2～2 mm 的转移灶。
- 宏转移，就是显微镜下淋巴结有大于 2 mm 的转移灶。

我们医生之所以特别关注腋窝淋巴结的病理情况，是因为根据既往乳腺癌的大数据显示，腋窝淋巴结的转移情况和病情的严重程度相关。有淋巴结转移的比没有淋巴结转移的病情，要严重很多。

因此，准确地判别出腋窝淋巴结的病理情况，尤其是转移的程度和数量，就显得非常重要。

以前由于技术条件有限，我们只能区分"无转移""宏转移"。所以我们平时说的腋窝淋巴结转移，默认为"宏转移"，只不过省略了"宏"这个字。后来随着病理检测技术的提高，又细分出孤立细胞转移和微转移。

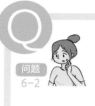

医生，我腋窝淋巴结的病理报告写的是"（5/10）淋巴结见癌转移"，是什么意思？是不是很严重？

这个"10"，指的是从手术切除下来的腋窝组织样本中，抽查了10枚淋巴结，病理检测发现其中有"5"枚淋巴结出现了（宏）转移。从淋巴转移这一个指标看，属于中等危险程度，初步看肯定需要化疗和放疗，是否需要靶向治疗和内分泌治疗，那么还要结合其他检查结果来综合考虑。

关注腋窝淋巴结转移数目的意义是？

腋窝淋巴结转移程度及淋巴结转移的数目，都是影响疾病的严重程度、乳腺癌的预后、医生选择治疗策略极其重要的因素。淋巴结转移数目越多，提示疾病越重。乳腺癌的治疗策略是根据病情的严重程度来制定的，疾病越严重，我们所选择的治疗策略越激进、越强烈，比如常规的化疗；假如疾病轻微，常规是不选择化疗的。

医学上，人为地根据淋巴结转移数目来预测患者预后，划分成三个严重程度，依次为：轻度（淋巴结没有转移）；中度（淋巴结转移数目1～3枚）；重度（淋巴结转移数目4枚及以上）。

目前临床中，根据淋巴结转移数目情况，治疗策略大致分为以下几种：

● 淋巴结阴性：符合一定条件，可以免除化疗和放疗。如果需要靶向治疗的，一般是单靶治疗（就是用一种靶向药物）。

● 淋巴结转移数目1～3枚：符合一定条件的，仍有机会免除化疗，但是百分百要放疗。如果需要靶向治疗的，一定需要双靶治疗（就是需要用两种靶向药物）。

● 淋巴结转移数目4枚及以上：百分百需要化疗和放疗。如果需要靶向治疗的，一定是双靶治疗。

> **小贴士 tips**
>
> 淋巴结转移数目，只是乳腺癌严重程度的重要考量因素之一。以往，淋巴结有转移，或者淋巴结转移数目 ≥ 4，认为是乳腺癌中期，随着现代治疗技术的提高，现代医学认为只要具备手术机会，都认为是早期乳腺癌。

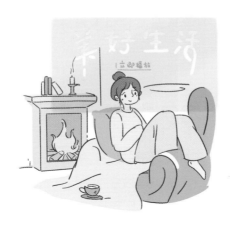

7. 三阴性乳腺癌能治愈吗？

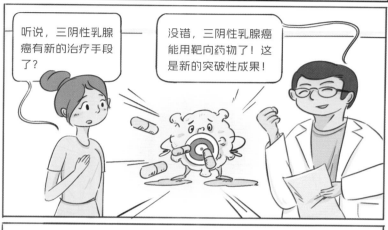

听说，三阴性乳腺癌有新的治疗手段了？

没错，三阴性乳腺癌能用靶向药物了！这是新的突破性成果！

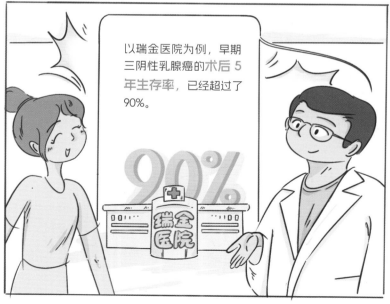

以瑞金医院为例，早期三阴性乳腺癌的术后5年生存率，已经超过了90%。

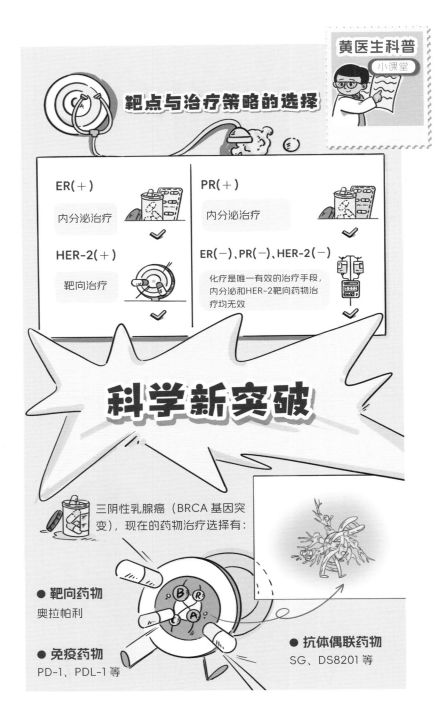

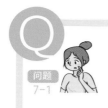

Q 问题 7-1

医生，你说我得的是三阴性乳腺癌，我在网上查了，说这是乳腺癌里面最严重的癌，我是不是没得治了？

A 三阴性乳腺癌并不一定是最严重的。乳腺癌的分子分型只是影响预后的一个因素，哪怕是得了三阴性乳腺癌，有的人经过治疗以后也能够达到根治的效果。

何为三阴性乳腺癌？

三阴性乳腺癌，英文缩写为 TNBC（triple negative breast cancer），占整个乳腺癌总人群的 12%～15%。三阴，顾名思义，有三个指标的病理检测都是阴性：雌激素受体（ER）阴性，孕激素受体（PR）阴性，人表皮生长因子受体-2（HER-2）阴性。三阴性乳腺癌相较于其他类型乳腺癌，恶性程度比较高，容易出现复发和转移，手术三年内是复发的高峰期。

何为 HER-2 阴性？

HER-2 阴性分为两种情况：一种是免疫组化 HER-2 表达阴性，另一种是免疫组化无法确定，荧光原位杂交技术（英文简称 FISH）检测 HER-2 基因无扩增，这两种情况都是 HER-2 阴性状态。

三阴性乳腺癌的治疗

ER 阳性、PR 阳性的患者可以用内分泌药物治疗；HER-2 阳性的患者可以用靶向药物治疗，而三阴性乳腺癌因为这三个靶点都是阴性的，所以内分泌和靶向药物治疗均无效，化疗是其唯一有效的治疗手段。

得益于现代科学的发展，目前有大量的三阴性乳腺癌临床研究正在进行中，也已经有了一些新的突破性成果——寻找到了新的靶点，比如有 BRCA 基因突变的三阴性乳腺癌患者，可以用针对 BRCA 基因突变的靶向药物奥拉帕利治疗。值得我们关注的是：免疫药物已经在三阴性乳腺癌晚期患者中，显示出很好的治疗效果。相信在不久的将来，随着更多癌细胞上靶点的发现，三阴性乳腺癌也会有更多的治疗手段出现。所以，三阴性乳腺癌其实没有那么"可怕"，不再是以前那个"令人恐惧"的乳腺癌类型，三阴性乳腺癌的病友也不必过分恐慌，经过规范的手术和化疗等综合治疗，**早期的三阴性乳腺癌是完全有希望被治愈的。**

> **小贴士 tips**
> 以上海交通大学医学院附属瑞金医院（以下简称"瑞金医院"）为例，早期三阴性乳腺癌患者的术后 5 年生存率，已经超过了 90%。

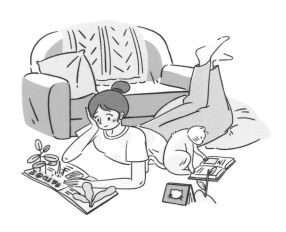

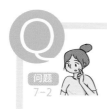

问题 7-2

Q 医生，病友给我推荐了一种新型靶向药，她用了说效果蛮好的，我是不是也可以用？

A 乳腺癌的分子亚型，主要根据 4 个病理学的指标，分别为雌激素受体（ER）、孕激素受体（PR）、人表皮生长因子受体-2（HER-2）和增殖指数（Ki67）。按照 ER、PR、HER-2 和 Ki67 指标，乳腺癌的分子亚型可以分为 Luminal A 型、Luminal B 型、HER-2 阳性型和三阴性乳腺癌，不同的分子亚型其治疗策略不同，不可随意用药。

ER 和 PR 两个指标主要用于判断是否需要内分泌治疗。这两个指标有两个不同的描述方式：第一是看表达的比例，一般我们认为 10% 以上就算高了。这个指标是怎么计算的呢？是病理科医生用特殊的试剂染上颜色的细胞，在显微镜下随机选取 3 个视野，计算 ER 阳性乳腺癌细胞的比例。第二是看表达的强度，有弱、中、强 3 个档位，指的就是这些试剂染上颜色的深浅程度。表达比例和强度是从不同的角度描述了重要的病理信息，来预测内分泌药物的治疗反应程度。

HER-2 的检测，分为普通检测和基因检测。普通检测就是免疫组化，通过病理切片上面癌细胞染色的百分数和染色的深浅，做初步判断的。这种初步判断，我们分为 4 种情况，一种叫 HER-2（0）、HER-2（1+）、HER-2（2+）、HER-2（3+）。一般认为，HER-2（0）和 HER-2（1+），术后不常规使用 HER-2 靶向药物。而对于免疫组化 HER-2（3+），HER-2 靶向治疗是有效的。对于 HER-2（2+），需要通过进一步的基因检测来确定，就是我们说的荧光原位杂交技术（FISH）基因检测。FISH 基因检测，只有两个结果，结果一为基因扩增，结果二为基因不扩增。对于基因不扩增的，不需要使用 HER-2 靶向药物；基因扩增的，则需要用靶向药物。所以，对于 HER-2（3+）或者 FISH 阳性的患者，都认为是 HER-2 阳性型乳腺癌，意味着 HER-2 靶向治疗有效，需要用靶向药物。

小贴士 tips

乳腺癌不同分子亚型的治疗策略不同。举个例子，患者 A 被确诊为 Luminal 型乳腺癌，那她术后需要口服内分泌药物治疗；患者 B 被确诊为 HER-2 阳性型乳腺癌，那她需要接受化疗和针对 HER-2 靶点的靶向药物治疗；患者 C 被确诊为三阴性乳腺癌，那么化疗则是最重要的治疗手段。

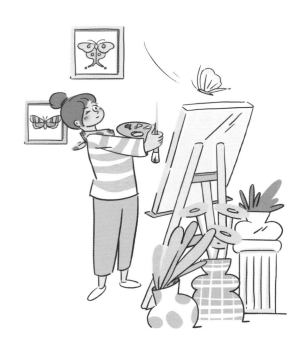

8. 乳腺癌分期与分级

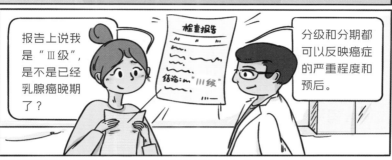

报告上说我是"Ⅲ级"，是不是已经乳腺癌晚期了？

检查报告

结论：……Ⅲ级……

分级和分期都可以反映癌症的严重程度和预后。

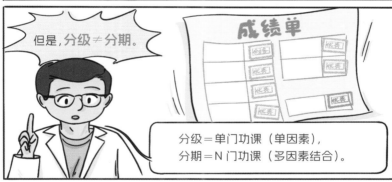

但是，分级≠分期。

成绩单

分级＝单门功课（单因素），
分期＝N门功课（多因素结合）。

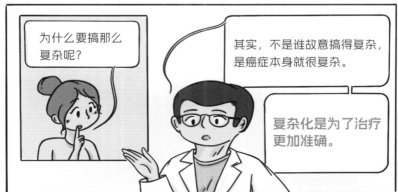

为什么要搞那么复杂呢？

其实，不是谁故意搞得复杂，是癌症本身就很复杂。

复杂化是为了治疗更加准确。

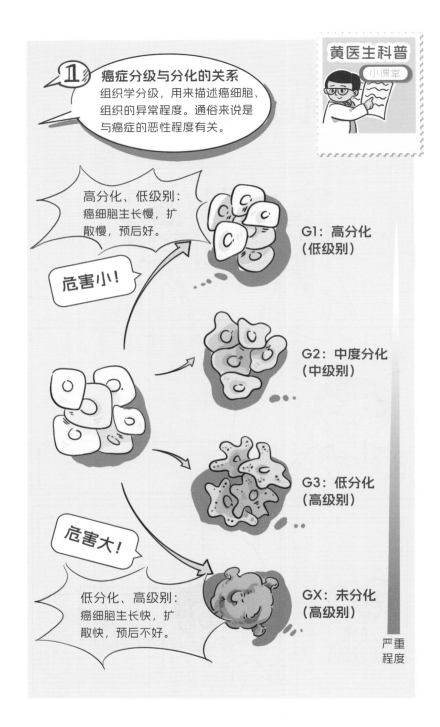

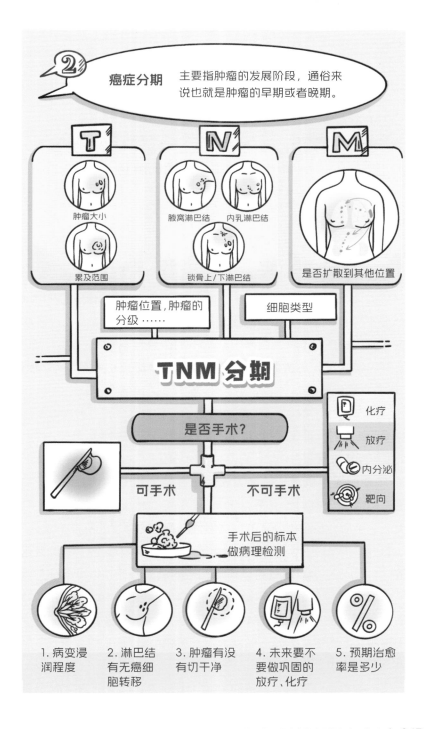

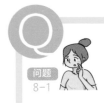

医生，出院资料上写着 **"临床分期 T1N0M0"** 是什么意思，属于乳腺癌晚期吗？

T、N、M 是用来表述临床分期的，您属于 **I 期乳腺癌**，不是晚期乳腺癌。

解读 TNM 分期

T、N、M 分别是肿瘤（Tumor）、淋巴结（Node）、远处转移（Metastasis）三个英文单词的首字母。T，代表肿瘤大小，T 数字越大，代表肿瘤的直径越大。N，代表区域淋巴结（不局限腋窝区域），N 数字越大，代表淋巴结转移越厉害。M，只有两种情况，M0 代表没有远处转移，M1 代表有远处转移。

"T+ 数字，N+ 数字，M+ 数字" 医学上称为 "TNM" 分期。是国际上对恶性肿瘤的严重程度和预后评估的一种方法，并根据 "T" "N" "M" 三个临床指标进行综合评估。它最早是由法国人 Pierre Denoix 在 1943～1952 年期间提出概念，经美国癌症联合委员会（AJCC）和国际抗癌联盟（UICC）公共讨论完善，于 1968 年正式出版了《恶性肿瘤 TNM 分类法》手册，是全球公认的评估恶性肿瘤严重程度的标准方法。

T、N、M 分别代表肿瘤的大小、淋巴结播散情况、是否有远处播散。T、N、M 确定后就可以得出相应的总的分期，根据疾病严重程度，由轻到重，分为 0～Ⅳ期。Ⅰ期的肿瘤通常是相对早期的肿瘤，预后比较好，治疗策略 "偏轻"（疗程偏短、剂量偏小、药物偏少）；期别越高，毛病越重，预后越差，治疗策略 "越重"（疗程偏长、剂量偏大、药物偏多）。

每一种恶性肿瘤都有独特的 TNM 分期标准。乳腺癌的 TNM 分期标准，若是展开讲则过于专业，大家可了解一下这几期的一个简单划分方法。

0 期：原位癌，包括小叶原位癌和导管内癌。

Ⅰ 期：小于 2 cm，没有淋巴结转移。

Ⅱ 期：T2，没有淋巴结转移或者有可疑的淋巴结转移，不是很严重。

Ⅲ 期：肿瘤很大，淋巴结有比较严重的转移，称为局部晚期。

Ⅳ 期：晚期乳腺癌。

TNM 分期，对于乳腺癌严重程度的评估和治疗策略的制定，起了至关重要的作用，但其仅仅是诸多参考标准之一。随着现代分子和基因技术的出现，我们对肿瘤分期越来越精细，已经从单一的 TNM 分期，发展出多手段的评估体系。

医生，我这个病理报告上写着 "Ⅲ级"，是不是意味着已经乳腺癌晚期了？

"Ⅲ级" 与 "Ⅲ期" 不是一回事。组织学Ⅲ级，就是低分化（相似度差）；乳腺癌Ⅲ期，说明肿瘤很大，淋巴结有比较严重的转移，称为局部晚期。

乳腺癌组织学Ⅲ级与乳腺癌Ⅲ期是一回事吗？

病理报告上的Ⅲ级，专指 "组织学Ⅲ级"，是组织学分级。病理学家把乳腺癌病症和正常乳房的相似度来作划分（就是组织学分级）：组织学Ⅰ级，就是高分化（意思为相似度高）；组织学Ⅱ级，就是中分化（意思为相似度中等）；组织学Ⅲ级，就是低分化（意思为相似度差）。组织学的三级分级，是有专业的评分标准的，就好比语文考试，有"词组、阅读、作文"等评分项目。同样的，组织学分级也有三个参考项目，即腺管、细胞核、核分裂象，内容过于专业，不展开阐述。分级越高，代表癌组织和乳房正常组织相似程度越差，提示癌症恶性程度越高，预后越差，复发转移的概率也会越高。

病理报告上的 Ⅲ 期，是指乳腺癌 TNM 的病理分期。TNM 分期，分为"临床"分期和"病理"分期两种。

TNM 的临床分期和病理分期

TNM 的临床分期，是针对还未手术的患者，用来评估毛病的严重程度，帮助医生制定治疗策略：① 病情不重，先手术；② 病情比较严重，先化疗再手术；③ 病情严重，已经是晚期没有开刀机会了，只能做化疗等全身治疗。

TNM 的病理分期，是针对上述①和②做了手术以后的患者，再进行的病理学上的分期。病理分期和临床分期一样，也是根据 TNM 进行划分，T-病理上肿瘤大小、N-病理检测的淋巴结转移情况和数目、M-远处转移，有一个更加复杂的评分系统。前面章节提到的淋巴结这一项，就又可细分出：淋巴受累程度（没有转移、孤立细胞转移、微转移、宏转移）和淋巴结转移数目（0；1～3；4～9；≥ 10）等复杂的分类。病理分期，是我们医生制定后续具体治疗策略的依据。

乳腺癌是否属于晚期，还要看有没有乳房以外的其他组织的转移和扩散。

乳腺癌的全身治疗方案，要综合考量病理化验的各项指标，TNM病理分期和组织学分级，都只是其中一个考量指标，并不代表全部。

> **小贴士 tips**
>
> 术前，看 TNM 临床分期；术后，看 TNM 病理分期。

9. 警惕肌上皮缺失、脉管癌栓

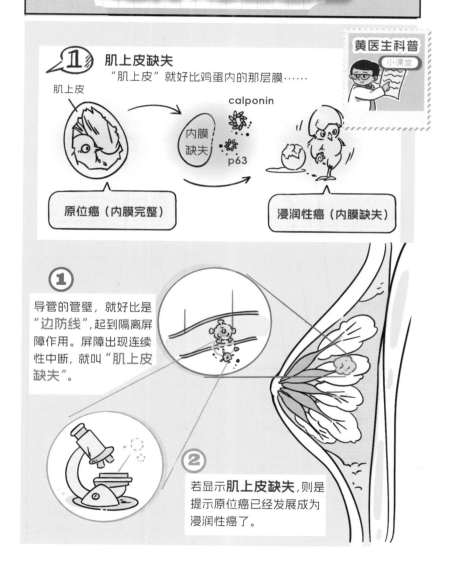

黄医生科普 小课堂

① 肌上皮缺失

"肌上皮"就好比鸡蛋内的那层膜……

肌上皮

calponin

内膜缺失

p63

原位癌（内膜完整）

浸润性癌（内膜缺失）

① 导管的管壁，就好比是"边防线"，起到隔离屏障作用。屏障出现连续性中断，就叫"肌上皮缺失"。

② 若显示**肌上皮缺失**，则是提示原位癌已经发展成为浸润性癌了。

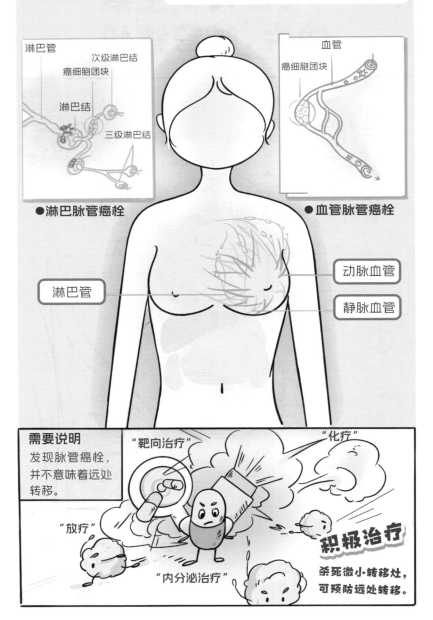

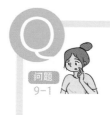

医生，这个病理报告中写的"p63、calponin 蛋白显示肌上皮缺失"是什么意思呢？是不是肿瘤已经跑出来了？

A
p63、calponin 蛋白是临床常用的病理指标。如果将原位癌比作没有孵化的小鸡胚胎，那浸润性癌就是已经破壳而出的小鸡了，而"肌上皮"就好比鸡蛋内的那层膜。如果 p63、calponin 蛋白显示肌上皮缺失，代表那层膜已经不完整，则提示原位癌已经质变，突破了那层膜，发展成为浸润性癌了。

肌上皮——判断肿瘤癌变程度的一项重要指标

病理学专家是根据各项病理学的指标，去做病理判断的。肌上皮是否缺失，就是其中一项重要的指标，用以区分原位癌和浸润性癌。我们之前的问题也提到过，原位癌是最早期的恶性肿瘤，一般不需要化疗，也不需要靶向治疗；而浸润性癌，会有一定的概率发生淋巴结转移和远处转移，相较于原位癌更需要特别重视，专业医生会结合其他的临床指标，比如肿瘤大小、分子分型等，制订综合的治疗策略。

> 小贴士
> tips
>
> 肌上皮是否缺失是判断肿瘤癌变程度的一项重要指标。如果 p63、calponin 蛋白显示肌上皮存在，考虑属于原位癌或癌前病变，预后较好。

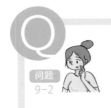

医生，这个报告上说"脉管内可见癌栓"，肿瘤会不会已经随着脉管扩散到全身了呀？那怎么办？

A 这确实是很重要的病理信息，说明癌细胞已经侵犯了血管或者淋巴管，属于复发和转移的高危因素，提示肿瘤侵袭程度高，预后相对较差，但并不意味着已经扩散全身了。

"脉管癌栓"的警示

人体内的脉管，有两"脉"一"管"，两"脉"为动脉、静脉，一"管"为淋巴管。"脉管癌栓"是一个病理学概念，是病理科的专业医生在做病理检查的时候，通过显微镜观察到癌细胞堵塞了脉管（可以是动脉或者静脉，也可以是淋巴管），而脉管内形成的栓子就叫作"脉管癌栓"。

那么存在"脉管癌栓"的患者，需要特别治疗吗？一项来自欧洲的研究表明，脉管癌栓会显著增加乳腺癌患者局部复发的概率，因此，对于这部分患者，手术后要考虑进行辅助放疗，从而降低复发的概率。另外也有研究表明，脉管癌栓作为预后较差的指标，往往提示患者要考虑接受化疗。

> **小贴士**
> **tips**
> 脉管癌栓并不影响肿瘤临床分期，但是脉管癌栓是预后较差的独立指标，往往意味着这部分患者复发的概率比较高，需要更多的辅助治疗，也需要医生更多的关注。

10. 你看得懂病理诊断报告单吗？

p.s. 病理报告与后续治疗息息相关，但无论哪种结果，相信医生都有足够的经验来与你共同面对。

从手术切除下来的组织样本中，抽查了20枚淋巴结，病理检测发现有5枚淋巴结出现了宏转移。

80% 癌细胞 ER 有表达。

10% 癌细胞 PR 有表达。

(0) 和 (1+)：代表阴性，HER-2 靶向药物**治疗无效**。
(2+)：应进一步 FISH 基因检查，确定到底是阴性还是阳性。
(3+)：代表阳性，HER-2 靶向药物的**治疗有效**。

ER、PR、HER-2 为阴性，称为**三阴性乳腺癌**，属于治疗比较棘手的一种。

说明癌细胞已经侵犯了血管或者淋巴管，相对预后较差。

✳ 病理诊断报告 ✳

姓名：小花　　年龄：XX 岁　　门诊号：

此病理类型最为常见，分化低，预后较差。

肿瘤描述：
3cm×2cm×1.5cm。浸润性导管癌。
组织分级 Ⅲ。
淋巴结转移：5/20。

报告单中的 (+)(-)，说明是阳性或阴性。

免疫组化的情况：
1.ER (雌激素受体)：可以表示为 (+) 或 (-)；也可以表示为 80%(+)。
2.PR (孕激素受体)：与 ER 表现方法类似。如 10%(+)。
3.HER-2：可表现 (0)、(1+)、(2+)、(3+)。
4. 脉管癌栓：显微镜下可见栓子。
5.p63、calponin 蛋白：显示肌上皮缺失。
6.Ki67 (热点区 10%)。

提示原位癌已质变，预后相对较差。

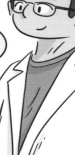

Ki67 是一个不良预后因素，反映癌细胞增殖情况，数值越高预后越不好。Ki67 热点区 10% 说明预后不算太差。

Q 医生，他们说我的病理报告上有个"Ki67"指标很高，是很危险的，您能跟我说说"Ki67"具体代表什么意思吗？

A Ki67 是代表肿瘤增殖速度的病理学指标，用来说明癌细胞的复制能力。数值越高，说明癌细胞越活跃，进化越快，恶性程度越高，预后越差。

Ki67——乳腺癌治疗药物选择的参考指标之一

Ki67 的命名，"Ki"源自发现者 Gerdes 教授所在研究所的学校——德国 Kiel 大学的前两个德文字母。"67"源自 Gerdes 教授在进行研究时用的试验用品 96 孔板中的相对编码位置，第 67 孔。

研究发现，我们人体正常的组织（包括乳腺组织），Ki67 的表达微不足道，而在肿瘤组织中会表达很高，而且这种表达和癌症的恶化及预后密切相关。

对于新辅助化疗（术前化疗）的患者，化疗前的乳房穿刺标本和手术以后的手术标本中，Ki67 数值的变化，可提示癌细胞对药物的敏感程度。接受新辅助化疗以后，如果 Ki67 数值降低，说明化疗药物有效。数值下降得越多，说明化疗药物越敏感，提示治疗效果越好，治愈的机会越大。反之升高，则说明癌细胞对所使用的化疗药物耐药，治疗效果不理想，手术以后需要换用另一种药物治疗。

乳腺癌的治疗，是根据肿瘤的恶性程度进行选择方案。恶性程度越高，我们用药越猛，那么药物的副作用一般也越大。Ki67 是我们治疗乳腺癌时药物选择的重要参考指标。

举个例子，例如 Ki67 表达水平是 20%，就是指显微镜下，平均抽查 100 个乳腺癌细胞，其中有 20 个乳腺癌细胞检测到 Ki67。这提示，有 20% 的细胞在复制。医学上，Ki67 数值超过 30%，我们就认为乳腺癌活性比较高，一般要考虑化疗。

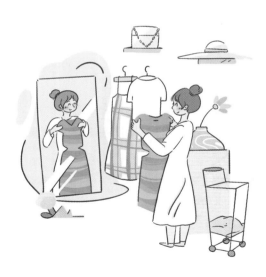

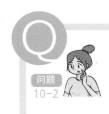

医生，我现在因为肿瘤太大，不能手术，所以先进行新辅助化疗，需要做 Miller-Payne 分级，那 Miller-Payne 1 级和 5 级哪个好？

A 乳腺癌的 Miller-Payne 分级系统，是用于评估新辅助化疗患者化疗疗效的一个病理指标，数值越大，提示新辅助化疗效果越好。所以，Miller-Payne 分级为 1 级的患者比 5 级的患者预后差。

Miller-Payne 分级系统的临床价值

Miller-Payne 分级系统是一种采用手术前、手术后标本配对检查方式，根据治疗后，在病理显微镜下观察到的肿瘤细胞减少的比例进行分级，并用于评估患者新辅助化疗后疗效的评价系统。

采用的是五级分类方法：

1 级，癌细胞总量总体未减少。

2 级，癌细胞有减少，但减少的比例不超过 30%。

3 级，癌细胞有减少，减少的比例在 30%～90%。

4 级，癌细胞有减少，减少的比例超过 90%。

5 级，两种情况：全部的癌细胞都消失了；或者浸润性癌细胞全部消失了，还存在原位癌细胞。5 级，又称为病理完全缓解（pCR），是化疗效果最好的体现。

Miller-Payne 系统的主要临床价值在于，可以预测乳腺癌患者的生存期，5 级的患者预后是最好的，而 1 级相对来说预后会差一些。此外，Miller-Payne 系统可以用于指导手术以后的用药：没有达到 5 级（病理完全缓解）的患者，医生会根据具体情况，手术以后再推荐强化用药，比如继续口服化疗药，或者换用靶向化疗药，进一步巩固手术的效果，预防肿瘤复发转移。

> **小贴士**
> **tips**
>
> 　　Miller-Payne 分级系统，仅针对接受新辅助治疗的患者，分级越高提示新辅助治疗的效果越好，预后也越好。
> 　　新辅助治疗，又叫作"术前治疗"，通常是指化疗，也包括内分泌治疗。

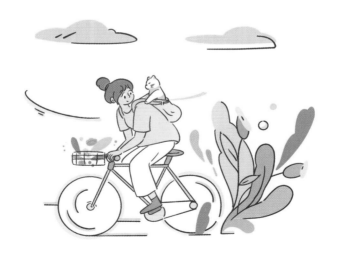

第 3 章

乳腺癌的手术治疗

生活不需苛求完美

每一页都充满了可能

当故事翻开，是激情与梦想

当它合上，成了珍贵的回忆

在这短暂的旅途中

保持乐观，学会珍惜，减少抱怨

记住，生活本就充满喧嚣

选择不去理会

你的世界将自然宁静

11. "保乳手术" 有何要求?

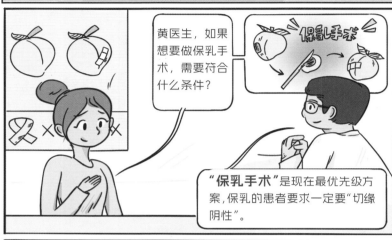

黄医生,如果想要做保乳手术,需要符合什么条件?

保乳手术

"保乳手术"是现在最优先级方案,保乳的患者要求一定要"切缘阴性"。

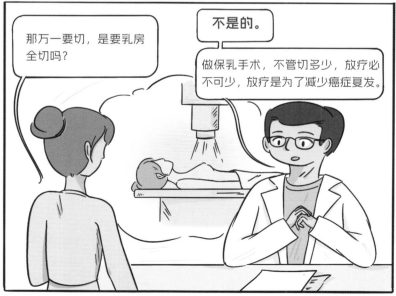

那万一要切,是要乳房全切吗?

不是的。

做保乳手术,不管切多少,放疗必不可少,放疗是为了减少癌症复发。

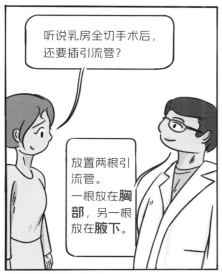

听说乳房全切手术后，还要插引流管？

放置两根引流管。一根放在**胸部**，另一根放在**腋下**。

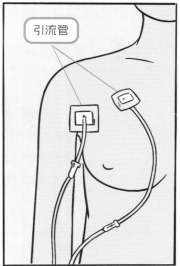

引流管

放置两根引流管的目的：
减少乳房积液产生，促进创口愈合。

黄医生科普 小课堂

携带引流管注意事项：

1. 保持引流管通畅，无堵塞，无折角。

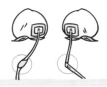

2. 切刃用力牵拉引流管。

3. 保持引流管呈负压的状态，负压球无凹陷。

4. 减少患侧肩关节和手臂活动，防止引流管移位。

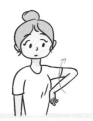

5. 加强优质蛋白质饮食。

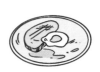

6. 根据引流量决定拔管时间，一般连续3天小于10 mL，就可以考虑拔管了。

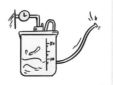

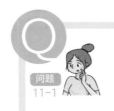

Q 问题 11-1

医生，是不是把乳房切掉了，肿瘤就不会转移了，就不用做放疗了？

A **错。首先，不是所有乳腺癌患者都必须要乳房全切。其次，**哪怕乳房全切的患者，也不一定能避免放疗，是否需要放疗，要结合术后2～3周乳房和腋窝淋巴结的病理报告才能确定。

保乳手术

其实，乳房全切后，需不需放疗，有不确定性，**所以不能为了避免放疗而选择乳房全切。**

因为切除乳房的手术创伤太大，给女性患者带来了终身的残缺创伤，所以从20世纪50年代开始，医学科学家一直在探索，如何能够既进行乳腺癌的根治手术，又能保留女性乳房的方式。在20世纪70～90年代，经过长达几十年的观察，医学科学家确定了一种保留乳房手术且是非常安全的手术方式，其疗效和乳房全切效果一样。从1991年开始，国际上保留乳房手术已成为早期乳腺癌患者优先选择的手术方式。

保留乳房手术，又称"保乳手术"，有严格的条件要求，要求保乳的患者一定要"切缘阴性"，就是在切除癌病灶的同时，再在旁边多切一圈正常的组织。如果把癌比作鸡蛋的蛋黄，通过手术把"蛋黄"都切干净了，还需要绕着"蛋黄"再切一圈"蛋白"，这一圈"蛋白"即正常的组织，也就是所谓的"切缘"。对于做保乳手术的患者，在手术中的病理检查时医生要确保这一圈被切掉的"蛋白"里面没有癌细胞，也就是所谓的切缘阴性，这样才算保乳手术成功了。

做保乳手术的患者，一定要做放疗。除非患者的身体状态比较特殊，无法实施放疗。其实，即使乳房全切，若患者出现淋巴结转移或肿瘤比较大等情况，也需要进行放疗。

可以用一个简单的等式来描述保乳手术的效果："保乳" + "放疗" = 乳房切除。因为保乳手术创伤小，恢复快，对外形和生活影响小，所以目前国内外专家都认为，只要符合保乳条件者，都优先选择保乳手术。

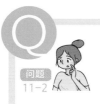

Q 问题 11-2

医生，我现在刚做了乳房全切，有什么需要特别注意的吗？

A 做了乳房全切术后，身上一般会放置两根引流管，吃饭、运动都要多加注意。

乳房全切术后放置引流管的必要性

切除乳房的手术创伤太大，所以临床不作为首选。但是如果实在不得已做了乳房全切，那术后放置引流管是有必要的。

乳房全切手术，通常要放置两根引流管，一根放在胸部，叫胸前管，引流胸前区域的液体；另一根叫腋下管，引流侧壁和腋窝的液体。这是因为乳房切除后，经过乳房的血管都要做清理和结扎，导致新缝合的皮肤缺失了血供，所以该处的皮肤是通过下方肌肉中的新生血管予以提供血液，皮肤才会存活。胸部的肌肉和新缝合的皮肤，需要紧密加压包扎、充分接触，减少积液的形成，才能使新生血管长入皮肤。

放置引流管，可以充分引流积液和积气，促进皮肤紧贴肌肉。等皮肤和肌肉完全愈合了，引流液就会逐步减少乃至消失，这时候就可以拔掉引流管了。

携带引流管后要特别注意以下几个问题：

● 需要注意引流管有无堵塞、折角的情况，并及时纠正，以保持引流管通畅。为了防止管内引流液凝固，平时多捏捏管子。

● 切勿用力牵拉引流管，尤其要注意固定在皮肤上的缝线有无断裂，确保引流管的位置正确。

● 保持引流管呈负压的状态，包括负压球是否凹陷，负压指示是否存在等。

● 引流管携带期间，尽量避免剧烈活动，防止引流管移位、划伤组织，造成局部积液积血、切口愈合不良等。如自己无法判断，应及时到主刀医生处评估。

● 术后要加强优质蛋白质饮食，比如鸡鸭鱼肉、鸡蛋、鸭蛋等蛋白质。考虑到患者术后体质虚弱，胃口不佳，为了加强蛋白质的摄入，可以考虑补充蛋白粉。

● 未拔除引流管前，尽量减少患侧肩关节和手臂活动。腕关节、肘关节不受限。一般愈合顺利的话，5～7 天可以拔除胸前管。腋窝引流管的拔管时间则稍晚些，需根据腋窝引流情况而定。

> **小贴士 tips**
>
> 带引流管出院的患者，一般一周换药两次。最好每周都到主刀医生门诊就诊，观察引流管情况和创口恢复情况。

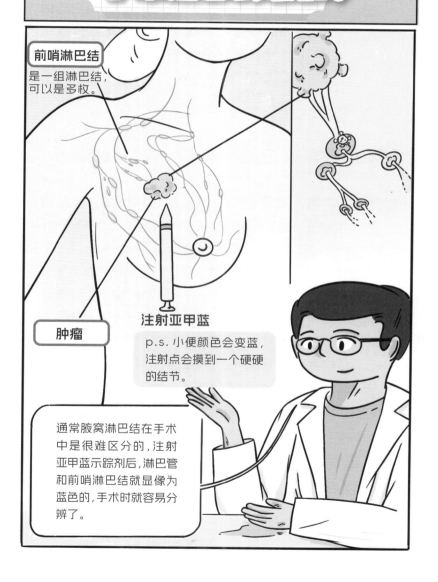

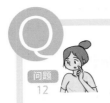

问题 12 医生，我乳房上的肿瘤已经切了，为什么说还要让我切腋窝淋巴结？切了腋窝淋巴结以后，我的手会不会不能动了？

切除腋窝淋巴结，是为了获得腋窝淋巴结的信息，指导后续疾病的治疗。我们只是切除了部分有医学价值的淋巴结，并不会影响手部功能。

精准寻找腋窝淋巴结——您不知道的秘密

我们从 1977 年，就开始研究如何精准寻找腋窝淋巴结。在 1992～1994 年发现了能够让淋巴结显像的药剂，就是我们临床中说的示踪剂，比如美兰、亚甲蓝等。以示踪剂亚甲蓝为例，我们把亚甲蓝注射在乳房区域，过 10～20 分钟以后，腋窝淋巴结就会慢慢变蓝（这种显像的淋巴结，我们称为前哨淋巴结或哨兵淋巴结）。外科医生把他们所看到的蓝色的、像葡萄籽一样大小的淋巴结，从腋窝脂肪中挑选出来，送病理科检查。这个淋巴结的精准切除手术方式，就叫作"前哨淋巴结活检手术"。前哨淋巴结活检手术创伤小、对腋窝淋巴的破坏小，极大减少了手臂淋巴水肿的概率。所以从 20 世纪 90 年代后期起，前哨淋巴结活检手术慢慢替代腋窝淋巴结清扫手术了。

腋窝淋巴结清扫术

什么情况下做"腋窝淋巴结清扫术"

所谓的"腋窝淋巴结清扫术"，就是指切除有"医学价值"的淋巴结，包括癌转移的肿大淋巴结，或潜在的可疑淋巴结。按国际上的标准，只要病理科医生在腋窝标本中找到 10 枚或以上淋巴结（也有人认为找到 6 枚或以上淋巴结），就被认为是行"腋窝淋巴结清扫术"了。临床医生根据这些清扫的淋巴结中，转移淋巴结的数目和比例等信息，来制订手术以后的化疗、放疗、内分泌和靶向治疗方案等。

腋窝淋巴结清扫术后并发症

腋窝淋巴结清扫术，虽然不会影响手部（包括手臂、手指）功能，但是因为手术对腋窝的破坏，或多或少都会引起患肢淋巴结回流障碍。如果术后患肢护理好、保养好，一般很少会出现手臂淋巴水肿。

小贴士
tips

做完腋窝前哨淋巴结活检术的患者，术后小便颜色会变蓝；乳房上注射美兰的部位，可能会摸到一个硬硬的结节（像青春痘的疤痕），这都是正常现象，无须太担心，待示踪剂被机体代谢以后，就会慢慢恢复正常。

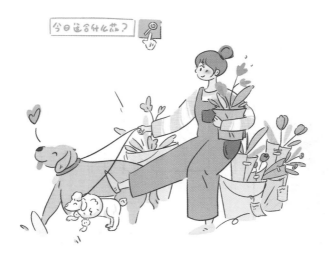

13. 乳房重建手术有哪几种?

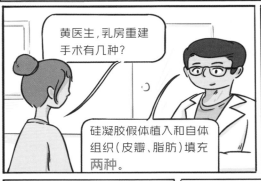

黄医生,乳房重建手术有几种?

硅凝胶假体植入和自体组织(皮瓣、脂肪)填充两种。

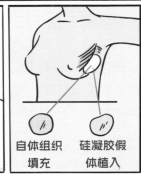

自体组织填充　　硅凝胶假体植入

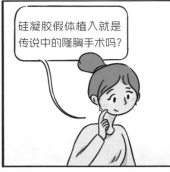

硅凝胶假体植入就是传说中的隆胸手术吗?

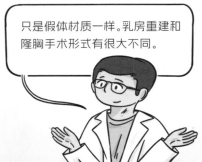

只是假体材质一样。乳房重建和隆胸手术形式有很大不同。

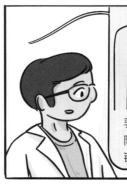

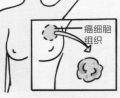

癌细胞组织

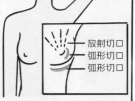

放射切口
弧形切口
弧形切口

乳腺癌患者,需要把有隐患的乳房组织都彻底切除,手术切口也比较大,切口一般在乳晕旁或胸衣钢圈位置约5 cm长。

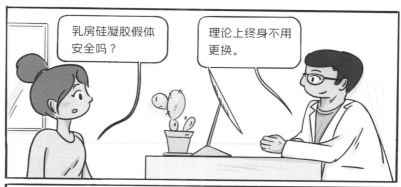

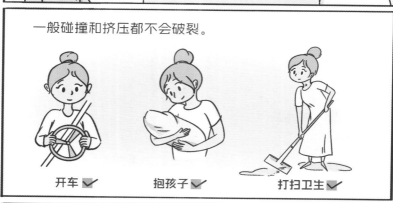

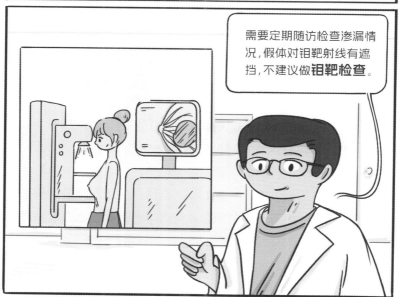

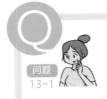

Q 医生，要是乳房全切了，别人都会笑话我，我不敢出门了。有什么办法可以 修复乳房 吗？

A 可以做 乳房重建手术。医生会根据你的需求和实际情况，如乳房肿块的位置和大小、乳腺癌腋窝淋巴结的转移情况、乳房的外形、腹部的脂肪量等，帮你量身定做最适宜的再造乳房。

乳房重建手术

我们把乳房切除以后，再修复乳房的手术方式，称为"乳房重建手术"。

根据重建所选取的材料，乳房重建手术大致可分为两大类。

❶ "假体"重建手术

顾名思义，就是应用假体植入物进行重建，目前常用的是人工合成的硅凝胶假体。

（优点）手术操作简单，对人体其他部位的干预比较少。

（缺点）假体模具的款式和规格有限，只有10余种可供选择。再造乳房，一般很难与对侧正常乳房完全相同，其中一个很重要的原因是再造乳房终身不会下垂，一直处于"挺拔"的状态，但对侧正常乳房会随着岁数增长而下垂得更明显，两侧不对称性也会愈发明显。后期常常需要针对下垂那侧乳房进行修整，以维持双乳外形对称。

（适宜人群）特别适合双乳同时再造的患者。

2 "自体组织"重建手术

是选取患者自身的组织，对乳房进行重建。根据选取的自身组织，又分为以下常见的几种手术方式。

● 旋转肌皮瓣的乳房再造手术：把身体别处带血管的肌肉，带血管的肌肉 + 皮下组织、皮肤旋转到胸部，再经过一系列处理，塑造出乳房的外形。常见的有转背阔肌肌皮瓣（就是背部的肌肉）、转腹直肌皮瓣（就是平时八块腹肌的位置）等。

优点 因为只是把别处的肌肉移过来，而非切断了血供和神经，所以后期更容易存活；另外，毕竟是自体组织，不会产生排异反应。

缺点 "拆东墙补西墙"，被转移部位丧失了肌肉功能。比如转背阔肌皮瓣，会影响游泳等需要背部肌肉的运动。

适宜人群 腹直肌皮瓣转移再造适用于乳房较大，对组织需求量多的患者；背阔肌肌皮瓣适用于保乳术后乳房部分缺损、保留胸大肌的改良根治术后的患者。

● 游离皮瓣的乳房重建手术：把需要的脂肪组织，整个切除下来，搬迁到乳房部位。

优点 再造乳房像真正的乳房一样松弛、下垂，使得与对侧健康乳房对称的可能性更高。最常见是用腹部多余的"啤酒肚"脂肪（专业术语为"腹壁下动脉穿支皮瓣"），所以还有瘦身效果。

缺点 需要借助显微外科设备，费用较高，而且手术时间很长，一般需要 6～10 小时。

适宜人群 特别适合乳房下垂的人。

小贴士 tips

无论外科医生的手术如何精湛，都无法让再造乳房和对侧正常乳房一模一样。目前的再造技术可达到穿了胸衣以后，看上去"以假乱真"的情况。但是，请不要害怕他人的目光，因为你们是美丽的，是勇敢的。乳腺癌并不会定义你们的人生，乳房重建术后，重塑自信、重返美好生活，你们是生命的胜利者。

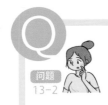

Q 问题 13-2

医生，我刚做了硅凝胶假体乳房修复，万一坐地铁挤到了或者睡觉压到了，会不会破掉？有什么需要注意的吗？

A 不会。用于乳房重建的假体，和健康人隆胸的乳房假体材料都是一样的。假体的安全性都非常可靠，普通碰撞和挤压，乃至重拳暴力击打，都不会出现破裂等情况。

乳房重建和隆胸手术的区别

虽然乳房重建和隆胸手术的假体材质是一样的，但是两种手术的手法和难度完全不同。

隆胸手术，原有正常的乳房是保留下来的，只是通过假体，把原来不够满意的乳房"垫"得更挺拔、更丰满。而乳腺癌患者，为了根治癌症，需要把有隐患的乳房组织都彻底切除，只剩下薄薄的皮囊，再用假体进行乳房重建。所以它的手术切除范围大，手术切口也比较大，切口一般在乳晕旁或胸衣钢圈位置约 5 cm 长。这种再造乳房，摸上去就是皮肤下面的假体，质感偏硬。

乳房切除后的假体重建，是一种很纯粹的、彻底的乳房重塑，术后注意事项如下：

● 术后不能压迫乳头，尤其是保留乳头、乳晕的患者，要保持乳房皮肤的血运通畅。一般情况下，挤地铁和睡觉时轻微挤压不会影响血运，但是必须避免暴力挤压和长时间的压迫。如果出现乳头颜色改变，应立即到手术医生门诊就诊，以明确是否存在出血情况。

● 出院后即可佩戴专用的乳房重建胸衣，一般需要佩戴 1～3 个月，以使假体固定和乳房塑形。

● 患侧手臂的活动问题。术后 1 周内，尽量避免患侧手臂的任何动作，仅限握拳松拳的前臂动作。因为上臂的运动，会引起胸部肌肉的收缩，导致乳房假体发生位置移动。建议多以静养为主。

手术 1 周以后，患侧手臂可以做简单的日常活动，比如刷牙、洗脸、开车、玩手机等不负重的活动。手术 1 个月以后，可恢复所有正常活动。

● 加强营养（优质蛋白质）补充，促进创口愈合，尤其是术后第 1 个月。

● 关于复诊，术后第 1 个月，需每周到主刀医生门诊复诊，观察创口愈合情况；第 2 个月、第 3 个月，每个月至少 1 次随访，观察假体移位情况，如果有特殊情况应立即就诊。

Q 问题 13-3 医生，这个硅凝胶假体可保终身不取，放里面一辈子吗？

A 新一代假体，理论上是可终身使用的，只要没有异常，是可以一直放置的。

乳房硅凝胶假体安全吗？

20 年前的老一代假体，因为材质和工艺老旧，保质期一般是 10 年左右。但是新一代假体，随着工艺和材料的改进，保质期已经远远超过预设的 10 年期限，理论上，只要使用得当，保养和维护得好，做好定期随访，都可以终身不用更换。

目前临床上，用于乳腺癌患者乳房整形修复的硅凝胶假体，材质都是比较安全的。这些材质的假体，理论上是可以永久放置体内的。但是实际上，任何东西的使用寿命都很难达到理想预期，因为总是难以避免地会受到各种因素的影响。比如一辆车子的使用寿命，就和车子的使用方法和保养等因素密切相关。乳房硅凝胶假体也是如此。随着时间的延长，假体囊袋里面的硅凝胶成分，会发生自然老化，慢慢失去原来的弹性和黏合度。就像橡皮筋一样，完整性还在，但是颜色和弹性发生了变化。硅凝胶的老化，会使乳房的外形和手感比最初的时候相差很大。很多放置假体的人，往往是因为外形和手感的需求，而更换假体。

接受了乳房假体植入术的患者，除了定期进行乳腺彩超检查以外，也要定期接受乳腺核磁共振检查，观察假体外膜是否完整、有没有渗漏等情况，并由专科医生判断是否需要更换假体。

小贴士 tips

因为假体会对钼靶的射线有遮挡，影响钼靶的成像效果，所以患侧乳房植入假体后，不建议做乳房钼靶检查。

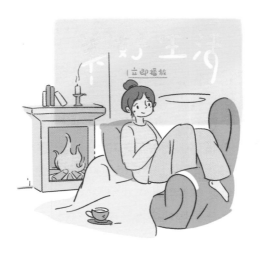

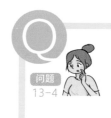

Q

问题
13-4

医生，我是 17 年前胸部注射奥美定隆胸的，现在摸上去有一块一块大疙瘩。听说奥美定是有毒的？这是怎么回事呢？我现在眼睛视力也下降了，跟奥美定有关吗？

A 奥美定注射隆胸，要尽早进行手术清除。

奥美定隆胸物与乳腺癌风险有关吗？

临床多年来，我经手治疗的奥美定取出案例有很多，其原因有因为乳房肿痛、视力下降（视神经受损）、全身皮肤发黑（去除奥美定以后，皮肤能变白）、乳房恶性肿瘤等。

奥美定是何物？奥美定（Amazingel），学名聚丙烯酰胺水凝胶，是一种无色透明类似果冻状的液态物质。奥美定在 20 世纪 90 年代，作为无毒、环保、低排异性的新人造脂肪投入使用，在整形美容行业进行了大规模的使用，从简单的隆鼻、丰太阳穴，到隆胸、丰臀，以及各种各样的软组织凹陷填充。奥美定作为液态的注射材料，具有见效快、创伤小、材料可塑性强的特点，成为隆胸最好的材料，也很快被广大"求美者"接受。据不完全统计，1999 年底至今，广东地区共有 10 万人次接受了注射式丰胸，保守估计全国 30 万人注射了这种产品。

但是，国内广泛使用奥美定以后，出现了很多副作用。奥美定在人体内时间久了以后，会分解成单体。它的这个单体，不会被人体降解，对人体的损害极大，能够影响到人的神经系统，并造成内分泌紊乱，还有致癌的风险。在数年间，几十万例的隆胸女性中，出现不同程度的副作用，注射的奥美定，与胸部的肌肉、血管融合成一体，慢慢出现溃烂，胸部剧痛，严重者会因为毒性化学物而导致慢性中毒，以致全身多个器官出现慢性衰竭，引发多种恶性肿瘤，影响生命。奥美定分解物的毒性物质，会通过乳腺，混合乳汁进入婴儿体内，严重的情况下会引起婴儿脑瘫或者让婴儿脏器出现畸形。因此，2006 年 4 月 30 日，国家食品药品监督管理局做出决定，撤销"奥美定"及其类似物聚丙烯酰胺水凝胶医疗器械注册证，即日起全面停止其生产、销售和使用。

小贴士 tips

"奥美定"清除，宜早不宜晚！

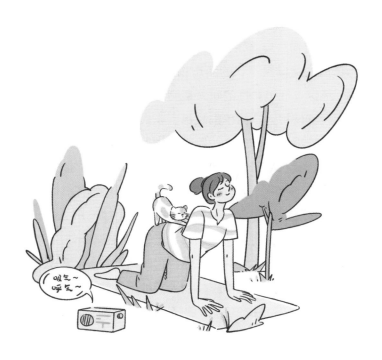

14. 为什么要做乳房病灶穿刺手术?

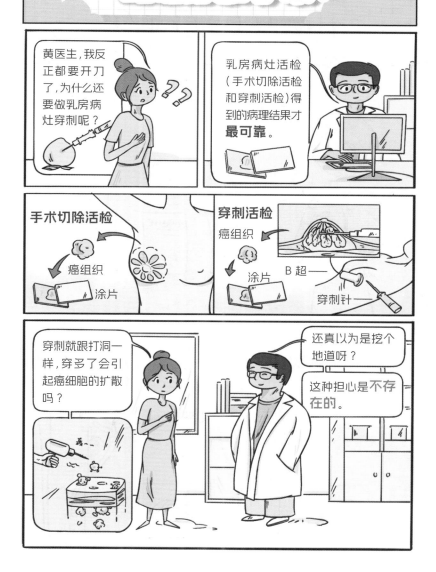

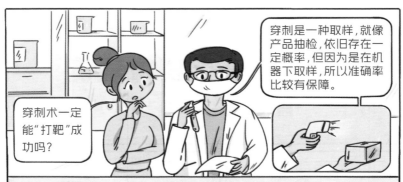

1. 哪些人需要做穿刺?

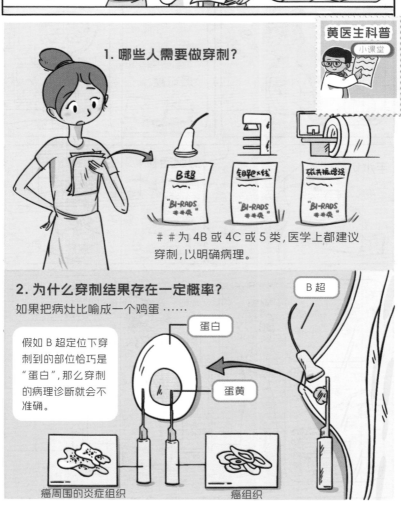

＃＃为 4B 或 4C 或 5 类,医学上都建议穿刺,以明确病理。

2. 为什么穿刺结果存在一定概率?

如果把病灶比喻成一个鸡蛋……

假如 B 超定位下穿刺到的部位恰巧是"蛋白",那么穿刺的病理诊断就会不准确。

蛋白

蛋黄

B 超

癌周围的炎症组织

癌组织

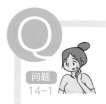

 医生，我已经怀疑得乳腺癌了，反正都要开刀，为什么还要做乳房病灶穿刺呢？

A 做乳房病灶穿刺术，是为了在正式手术之前就能明确诊断，确定乳房病灶是良性还是恶性。

乳房病灶穿刺术——医学进步的产物

只有乳房活检（分为手术切除活检和穿刺活检）得到的病理结果才能作为唯一的、肯定诊断的依据。

乳房病灶穿刺的核心方法是把穿刺到的标本拿去做石蜡病理检测——病理诊断的金标准，这个过程需要 1～3 个工作日才能明确诊断。

只有诊断明确，医生才能针对性地为患者制定最适宜她的手术方案，以减少手术时间（麻醉时间），规避因病理的不确定因素导致后续二次手术的可能性。

> **小贴士 tips**
>
> 术中冰冻快速病理是手术切除当天就能得出结果，清晰度欠佳，有时候无法做出明确诊断。而石蜡病理的清晰度和准确性都更好，是病理诊断的金标准。

乳房病灶穿刺术是一种常见的医学检查和治疗方法，用于获取乳房病灶组织样本或排除乳房异常情况，所进行的病理检查，是医学进步发展的产物。

国内在 2000 年之前，都是采用传统的手术切除活检的方式，来明确乳房病灶的良恶性。在手术当天，局部乳房小范围消毒和麻醉以后，先做一个小手术，把整个可疑病灶，完整切下来，再送病理科进行冰冻快速病理化验，然后进行创口的缝合。在病理送检和等待病理化验结果期间，患者一直处于麻醉状态躺在手术室里，待冰冻快速病理化验报告出来以后，再进行下一步手术。

如果病理结果良性，那么手术就结束了。如果病理结果是恶性的，那么还要重新进行大范围消毒，麻醉由局部麻醉改成全身麻醉，然后拆除缝合的切口，进行下一步乳腺癌根治性大手术。

这种传统的手术切除活检方式，存在着很多的弊端：

● 麻醉时间长。等待病理诊断，一般需要 30～60 分钟，这个过程中患者都处于麻醉状态。

● 术中耗材多。先小手术，再大手术，先局麻，再改全麻，需要使用的手术耗材多。

综上两点，等待病理诊断所需要的时间和两次手术、两次消毒、两次麻醉，都对患者身体有损伤。所以，老的手术活检方式从 2000 年开始，正在慢慢被摒弃。有乳房可疑病灶的患者，都需要在正式手术之前先穿刺，以明确病理。

哪些人群有必要行乳房病灶穿刺术？

临床上，凡是乳房 B 超及乳房钼靶、乳房核磁共振增强检查报告单上的结论中写着 "BI-RADS ## 类"（## 为 4B 或 4C 或 5 类），医学上都建议穿刺，以明确病理。

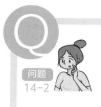

医生，其他人都是只穿刺乳房，我怎么乳房要穿，腋窝也要穿？

临床上，我们只针对有癌变可能的部位进行穿刺。乳腺与腋窝区域有紧密的解剖联系，你的乳房四周有可疑淋巴结转移，还需要对可疑腋窝淋巴结进行穿刺，才能更好地判断淋巴结组织样本的病理情况，确定有没有转移。

乳房病灶穿刺和淋巴结穿刺的区别

穿刺就是从可疑癌变的组织中，抽取一部分组织进行病理检测，看是否有癌细胞存在。

乳腺癌患者的穿刺，一般分为两种：

1 淋巴结穿刺，也称"细针穿刺"

因为淋巴结很小，而且周围有丰富的血管，所以为了避免出血，淋巴结穿刺用的是很细的针（平时抽血的针头），在超声探头引导下进行可疑淋巴结的穿刺，痛感大概像蚊子叮一下。这种穿刺，抽取出来的东西非常少，只能做细胞学检测。如果细针穿刺的病理化验中看到可疑癌细胞，这提示乳房病灶是浸润性癌，而且病情相对比较严重，已经发生至少1枚淋巴结转移。如果穿刺的是腋窝区域的淋巴结，那么手术的时候，可能要清扫腋窝淋巴结。如果穿刺的是颈部区域的淋巴结，那么可能暂时没有手术机会，需要先化疗才能手术。

2 乳房穿刺，也称"粗针穿刺"

因为乳房肿块一般都比较大，穿刺安全性比较高，为了获得更多的组织用于病理检测，一般用棉签棒粗的穿刺针进行穿刺。因为针比较粗大，一般在穿刺的时候，会打一些麻醉药以减轻穿刺疼痛。粗针穿刺一般可取出 4～6 条火柴这样大小的组织，以用于各种病理检测。粗针穿刺的组织，足够医生用以确定乳房肿块的良恶性。如果是恶性肿瘤，还可以进行免疫组化或基因的检测，对肿瘤治疗方案的选择有重大价值。

> **小贴士 tips**
>
> 只要乳房肿块被怀疑恶性肿瘤可能，都建议进行乳房肿块的粗针穿刺。如果同时伴有乳房四周可疑淋巴结转移的，比如乳房外侧区域（腋窝淋巴结）、乳房上方（锁骨上淋巴结）、乳房内侧（内乳淋巴结），建议进行相应部位淋巴结的细针穿刺。

Q 问题 14-3 医生，我也知道了穿刺的必要性，但是我还是很担心，穿刺会不会引起癌细胞扩散？

A 不会。这个问题，在穿刺术正式被应用在临床之前，就被彻底研究过了。

穿刺安全吗？会不会引起癌细胞扩散？

不管是前面提到的淋巴结细针穿刺，还是乳房肿块的粗针穿刺，都已经得到验证，国际公认穿刺不会引起癌细胞的扩散，也不会加速癌细胞的恶化。穿刺的目的，是为了积极有效的治疗。穿刺以后，不是不管，而是根据病理化验的结果，选择合适的治疗方式和合适的化疗药物，进行有针对性的治疗。

　　临床上认为，穿刺以后 2 个月内，进行系统性的癌症治疗，都是安全的。如果穿刺以后，不积极科学治疗，而是任其发展、恶化，那么癌细胞有可能从穿刺部位破溃生长出来。

穿刺术——一定能"打靶"成功吗？

　　任何穿刺，都是从可疑病灶中，取得少量组织进行病理化验。所以，穿刺是一种取样，就像产品抽检，它的病理诊断的准确性取决于穿刺标本。如果把病灶比喻成一个鸡蛋，蛋黄是癌组织，蛋白是癌周围的炎症组织，假如 B 超定位下穿刺到的部位恰巧是"蛋白"，而没有穿刺到"蛋黄"的话，那么穿刺的病理诊断就会不准确。

　　医生对穿刺病理结果，通常有这两种解读：

　　● 如果乳房穿刺病理结果是乳腺癌，那么这个可疑的乳房病灶，百分百可确诊为乳腺癌。

　　● 如果乳房穿刺病理结果不是乳腺癌，那么这个可疑乳房病灶，仍有乳腺癌的可能。这时候，我们只好采用老的手术切除方式，先把整个"鸡蛋"都切除，再等术中的冰冻快速病理结果。如果冰冻快速病理仍然是良性的，那么还要等 2 周以后的整个肿块的常规石蜡病理结果，再决定下一步的治疗方案。

　　临床上，无论是乳房 B 超、乳房钼靶、乳房核磁共振增强检查，检查出有乳房可疑病灶的，都要经过"三审"排查，即穿刺病理（一审）、手术快速冰冻病理（二审）、术后常规石蜡病理（三审）。只有确保三次病理都是良性的，才可以真正排除癌症的可能。

15. 为什么同一个乳房上提取的组织标本会有不同类型呢？

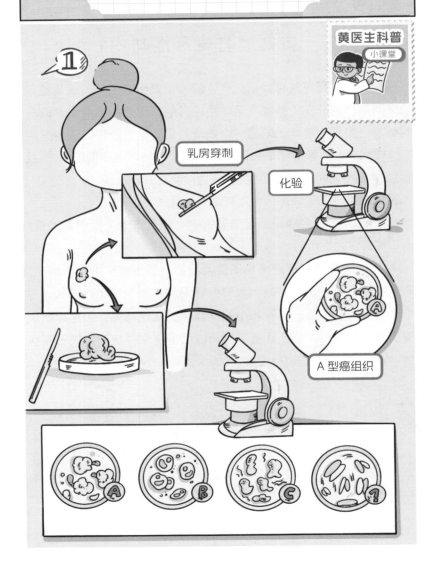

② 癌组织团块，就像一个联合军。

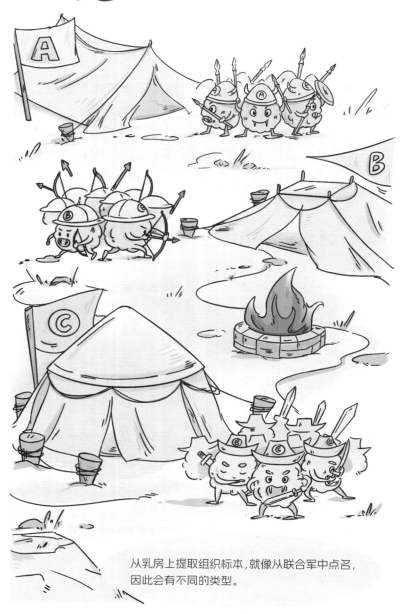

从乳房上提取组织标本，就像从联合军中点名，
因此会有不同的类型。

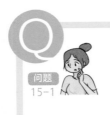

Q 问题 15-1 医生，我乳房肿块的穿刺病理报告 HER-2 阴性，但是后来的手术标本病理报告又说 HER-2（2+），两个报告结果为什么会不一致呢？是哪里搞错了吗？

A 虽然乳房穿刺的病理和手术标本的病理，都是常规石蜡病理，都是"金标准"。但是两者的病理免疫指标，有时候有不一致的情况。这种情况，在临床上其实也并不少见。

如何有效提取乳房组织标本？

手术之前的乳房肿块粗针穿刺，是在局麻下，抽取出 4～6 条火柴棒大小的组织条块，去做病理检查。这是一个取样的过程，这 4～6 条组织，并不完全代表整个肿块的全部信息。

为什么同一个乳房上提取的组织标本会有不同种类呢？

我们研究已经确定，乳腺癌组织是由多种类型的恶性细胞团块组成，有 A 型、B 型、C 型等多种类型团块杂合在一起。如果把单个乳腺癌细胞比作士兵，那么乳腺癌肿块，就像一个联合军，既有日军，也有德军，还有英军等。每个"军团"的病理特征都不一样。当穿刺病理抽取组织的时候，如果抽取到的是 A 型癌细胞团块，那么我们病理检测到的是 A 型癌细胞团块的免疫组化。而手术切除的标本，病理检测到的是，除了穿刺抽取以外的所有剩余组织，病理报告结论提示则是 A 型以外的 B 型或 C 型。

如果病理检测的剩余组织，还是一样的 A 型癌细胞团块，那么理论上术前穿刺病理和术后病理结果应该是一样的。但是现实中，往往个别的检测指标数值，会略有差别，比如这个患者的"HER-2"指标就有差别，但是其他大多数指标仍然一样。这个时候，就需要主诊医师综合穿刺病理结果和手术切除的病理结果进行考量，再做治疗决策。

虽然医学发展很快，但是我们对乳腺癌的病理检测技术的发展仍很有限，即使已经开发出很多病理检测项目，然而检测出来的病理结果的临床价值，目前仍在探索。所以无论是穿刺病理报告，还是手术切除的病理报告，只是把和乳腺癌临床治疗相关指标（比如 ER、PR、HER-2、Ki67）展示出来而已。

小贴士 tips

因为 HER-2 指标关系到患者是否有机会使用抗 HER-2 靶向药物，所以无论是穿刺病理，还是手术切除病理，只要有一次，检测出来满足抗 HER-2 靶向治疗的条件，我们都建议积极选择抗 HER-2 靶向治疗。

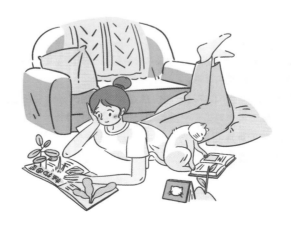

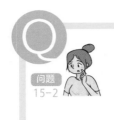

Q 医生，我一周前动的手术，那时候医生告诉我，快速冰冻病理结果是好的。怎么现在术后常规石蜡病理出来了，说我是恶性的呢？有没有必要再检测一次？或者换家医院重新再做常规石蜡病理？

A 这种情况，在临床上并不少见。没有必要继续检测及换医院检测，当以石蜡病理为准。

冰冻石蜡不符

术中快速冰冻病理没有发现的病灶，在术后常规石蜡病理中被发现了。我们医学上把这种不符合的情况，称为"冰冻石蜡不符"。

冰冻石蜡不符，对后续临床手术和治疗方案的制定是相当重要的信息。在我们医院，凡是发现冰冻石蜡不符的患者，都会有专人登记，并且需要主刀医生签字确认，同时记录后续处理意见：到底是需要再次入院手术，还是术中已经处理了（不需要再手术）。

> **常见的冰冻石蜡不符**
> - 腋窝淋巴结的冰冻石蜡不符：冰冻快速病理，淋巴结没有转移；术后常规石蜡发现腋窝淋巴结有转移。
> - 乳房肿块的冰冻石蜡不符：冰冻快速病理是良性的，常规石蜡报告是乳腺癌；冰冻快速病理是原位癌，常规石蜡报告是浸润性癌。
> - 保乳手术切缘的冰冻石蜡不符：冰冻快速病理是切缘阴性，提示保乳成功；常规石蜡报告切缘阳性。

区别冰冻快速病理和石蜡病理

术中快速冰冻病理

(操作要点) 一种速冻剂，把酥软的组织快速变成固体状态，然后在冰冻的冷箱中切取薄片（就像三文鱼一样，很薄很薄，为 3～4 μm）做成玻片，然后用简单的快速染色方法进行处理，做出快速的病理诊断。

(检测耗时) 30～60 分钟时间。

(优点) 快——它的病理结果对外科手术非常重要。

(缺点) 精确度不够，有时候无法做出明确诊断，需等待石蜡病理报告做进一步确认。

术后常规石蜡病理

(操作要点) 就是用蜡油浸泡包埋组织，做成一个蜡块，然后层层取材，用不同的试剂进行染色，需要在恒温箱内多步骤处理，这就是我们说的免疫组化染色的过程，非常的繁琐和复杂。

(检测耗时) 一般需要 7～10 天。

(优点) 诊断精准。

(缺点) 步骤繁琐，耗时长。

> **小贴士 tips**
>
> 　　有时候碰到罕见疑难的病例，需要召集多家医疗机构共同讨论，才能做出最后的病理报告，这也是有些常规石蜡病理报告出得比较晚的原因。

第 4 章

乳腺癌的综合治疗

我允许自己活得毫无愧疚
人生只有一次
想要放纵就放纵
想要停下来就停下来
想笑就笑
想哭就哭
不再为他人的感受担心
不再在乎别人如何看待我
我要掌握自己的生活

@浅浅治愈日记

乳腺癌的规范化治疗，已经从原来的单一手术切除治疗模式，演变成以外科手术为主，术后辅助化疗、放疗、内分泌 +/−内分泌靶向、抗 HER-2 靶向治疗共 5 个环节的综合治疗模式。但并不是说每个乳腺癌患者，都需要完成以上全部环节。例如有些早期乳腺癌，其实只需要手术切除即可治愈，不需要做其他辅助治疗。辅助治疗策略的选择，决定于乳腺癌病理类型、年龄、身体状态。

16. 诊断结果相同，治疗方案却不同？

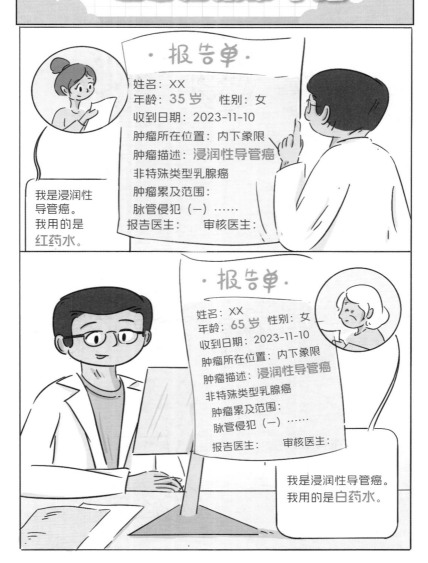

治疗方案的确立，与
几个重要因素有关：

1. 癌症病理情况

原位癌、浸润性癌，
浸润性癌类型及免疫
组化、基因情况等。

原位癌　　　　浸润性癌

2. 患者的身体情况

年纪大小、身体素质、
高血压、心脏病等。

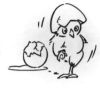

3. 药物的副作用

心脏毒性、肾脏
毒性、肝脏毒性
等。

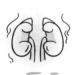

4. 药物的可获及性和治疗费用

根据家庭经济状况量力而
行，和医生一起商量最合
适自己的治疗方式。

年纪不一样,治疗方式也不同

	35岁 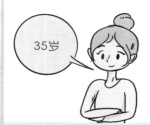	65岁 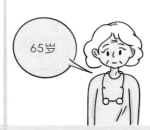
患者信息		
1. 化疗疗程不同	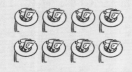 可能会用8个疗程	 可能会用4个疗程
2. 用药强度不同	常用**红药水** （蒽环类药物） 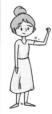红药水疗效更强,但对心脏毒性也更大,所以需要有一个好的身体条件,如心脏状态较好。	选择更安全的 **白药水** （紫杉醇类药物） 伴有高血压等基础疾病的人群,折中选择疗效弱但同时毒性也比较小的药。 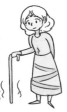
3. 内分泌药物不同	常常会用去势药物。	已经是绝经后状态了,就直接用绝经后的内分泌药物。

结论：她们的治疗方案显然是不一样的。

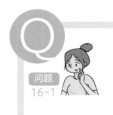

Q 医生，我有点不解，为什么您推荐的治疗方法和这些书上写的都不太一样呢？而且我们这几个乳腺癌病友的治疗方案，居然也没有一个是相同的，为什么呢？

A 简单地说，是因为乳腺癌的治疗方案需要个体化订制。我们的术后治疗策略都是经过团队共同讨论，并结合您的既往病史、身体各项指标，进行最优化的个体化订制的。

个性化订制方案是有必要的

彻底治愈癌症，一直是医学界不断研究的课题，各种治疗方案不断得到优化，也不乏各种效果不错的新药投入使用。这里需要跟大家科普一下，目前治疗乳腺癌所使用的药物，在上市前要做三期试验，也就是大概需要在人体身上进行 7～8 年的试验才能投入临床使用。大家还需要了解的是，这些招募入组的临床试验志愿者，虽然都是乳腺癌患者，但是相对都属于身体状况比较好的，血液指标、化验结果等有严格的入选标准，医学家们是基于这样的"理想"试验志愿者的数据，才总结出来我们现在的临床治疗方案。但是现实生活中，患者的病情都是很复杂的，可能伴有糖尿病、高血压、心脏疾病、肾脏疾病等，千变万化，不可能像临床试验者的指标那么完美。所以临床中，没有绝对化的治疗方案，不能照搬书本和药物说明书，在患者身上使用的时候，一定要做个体化处理。就好比厨师，即使照着菜谱做菜，也一定要根据经验、实际情况来灵活把握火候。

举个例子，有两个乳腺癌患者，他们的病理类型、淋巴结转移情况等都一模一样，但是年龄不同，一个是 35 岁的年轻女性，一个是 65 岁的老年女性，她们的治疗模式一样吗？答案是肯定不一样！比如化疗疗程会不同，年轻女性可能会用 8 个疗程，而年龄大的女性可能会用 4 个疗程。对于年轻女性，医生会根据她的心脏状态比较好等身体条件，而首选疗效更强的药物，比如红药水（蒽环类药物），因为这类心脏毒性很大的药物需要一个好的心脏来承受。而对于年龄大的女性，往往有高血压或心脏等脏器功能减退情况，医生首先会排除加重患者基础疾病的药物，转而选择更安全的白药水（紫杉醇类药物）。在选择内分泌药物治疗的时候，年轻女性常常会加用去势药物，而年龄大的女性，已经是绝经后状态了，就直接用绝经后的内分泌药物。

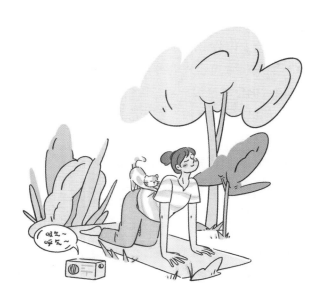

> **小贴士 tips**
>
> 互联网很发达，各类工具书也很容易获取，得了乳腺癌，很多患者首先做的就是拿出手机搜索一下网上怎么治疗的，还有人直接拿着书来找医生，问"为什么我的治疗方法和书上写的不一样"。提醒：尽信书则不如无书。乳腺癌的治疗方案需个体化制订。

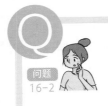

问题 16-2

医生，我是 5 年前发现得了乳腺癌的，当时在老家医院做治疗，您帮我看看这个治疗方案对不对？

这个问题很难回答，原因是任何疾病的治疗都存在时效性和地方差异性，乳腺癌的治疗也不例外。我们不能以今天的治疗标准来评价过去的治疗，也不能以北京、上海等医疗发达地区的标准去评判地方医院的治疗是否合适。

乳腺癌治疗为何存在时效性和地方差异性？

医学在进步，治疗方案也在优化。

1 **以早期乳腺癌的术后内分泌治疗为例**

在 2010 年之前，内分泌治疗的标准线是 10%，就是病理检测 ER 或 PR 的表达 ≥ 10%，才可以用内分泌药物治疗。后来考虑到内分泌药物的副作用相对化疗不是很严重，医生不放弃任何能从内分泌药物中获益的机会。所以在 2010 年，经国际乳腺癌专家们讨论以后，把内分泌药物治疗的标准线降低了，从"10%"改为"大于 0%"，只要 ER 或 PR 有表达，就有用内分泌药物治疗的机会，就能常规使用内分泌药物治疗，这一标准已经写入治疗指南。

2 **以术后放疗为例**

在 2014 年之前，乳腺癌患者腋窝淋巴结 4 枚以上需要做放疗。2014 年以后，国际放疗专家们经过全球大数据分析后，已达成共识，放宽到有 1～3 枚腋窝淋巴结转移，都要进行放疗。到 2023 年，放疗的标准再次放宽，指出只要出现不好的病理指标，即使淋巴结阴性，也需要放疗。

3 以靶向治疗为例

2018 年，国内靶向治疗药物仅有曲妥珠单抗，乳腺癌患者都是只用这一种靶向药物治疗。2019 年，第二代靶向药物帕妥珠单抗上市。此后，针对存在高危因素的 HER-2 阳性乳腺癌患者，有机会使用两种靶向药物治疗。

人类治疗乳腺癌是一个不断探索和总结经验的过程，不同的时代，乳腺癌治疗的标准是不一样的。比如治疗标准，会因为国外新研发的药物暂时未被引入国内而不同；比如治疗策略，会因为国情、人种差异而不同。

> **小贴士 tips**
>
> 中国地域广阔，不同区域、不同城市的医疗水平以及医保政策都不尽相同，各地方医院和医生，都是根据当地已有的医保政策和可获取的药物，对乳腺癌患者进行因地制宜的治疗。

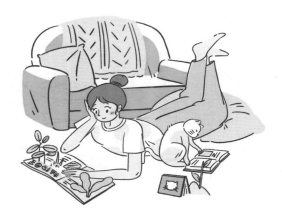

17. 传闻化疗有毒?

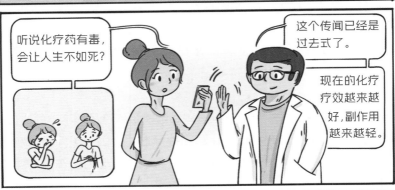

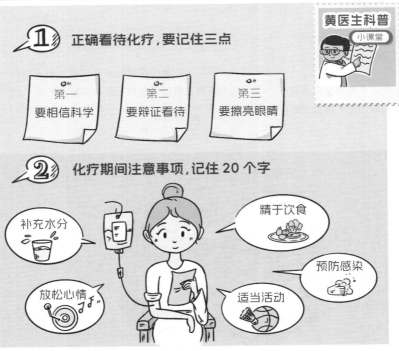

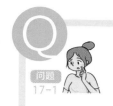

Q 医生，手术我不怕，我很怕化疗，听说化疗让人生不如死，真的吗？

A 不会。化疗确实有很多不良治疗体验，但是每次化疗出现的不良反应，医生都会进行相对应的处理，把这种不舒适体验降到最低。

化疗药物难道真的是毒药吗？

不少患者对化疗有一种莫名的恐惧，认为做化疗会把他们折磨到生不如死；尤其是一些宣传"祖传抗癌偏方"之类的资料更是把化疗形容为"把毒药往病人身体里灌"。因此，化疗就这样被"塑造"成一个面目狰狞的魔鬼。坦率地说，化疗的祖先确实是毒药，它就是第一次世界大战中的致命化学武器氮芥，也有人将源头追溯到已有 2 400多年历史的三氧化二砷（砒霜）。化疗无法区分敌我，在打击肿瘤细胞的时候，也会使无辜的正常细胞造成损伤，导致患者免疫力明显下降、大量脱发、恶心呕吐，还可能对患者的肝、肾、心、肺器官造成毒性损害。以上是"旧闻"，随着科学技术的飞速发展，现在的乳腺癌化疗已经和毒药没有多大关系了，不仅化疗疗效越来越好，副作用也越来越轻，即便有副作用，也都是可控的。医生会针对化疗带来的各种副作用合理用药，采取相应的对症措施。比如说，当患者出现恶心呕吐时，有止吐药供对症治疗；出现骨髓抑制，可以使用升血象的药物，效果都是不错的。因此，乳腺癌化疗一般不会导致很严重的后果，更不会让人生不如死。

我常常用"涅槃重生""八年抗战"来鼓励化疗的患者。不同的癌症，不同的患者，对化疗的获益都不一样。乳腺癌的化疗研究时间，比很多癌症的研究历史都要长。也可以说，乳腺癌的化疗效果可能比很多癌症的效果要明显，所以不要因为你身边某癌症患者的化疗效果不理想，就拒绝化疗。化疗药物都是经过周期很长、标准很严苛的科学试验验证过的。化疗的疗程，一般是 4～8 个疗程，常常是 3 周为 1 个疗程（也有少数是 1 周 1 个疗程的）。如果通过几次化疗，就可以把癌症治愈，让患者再次拥有和正常健康人一样"沐浴阳光"的机会，获得较好的生活质量和较长的寿命，我觉得这种"副作用"代价是值得去付出的。

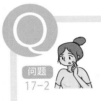

医生，我上网百度了一下，有些说我这个情况要化疗，有些说不需要化疗，我现在很乱。

对待任何事物，大家都要有理性分析能力，对待癌症更不可"道听途说"，一定要到正规的医院，接受科学的系统性的治疗。

如何正确看待化疗

第一，要相信科学。

任何一种治疗方式但凡能最终应用于临床，一定是经过大量严谨的临床试验检验的，包括疗效、不良反应、安全性等方面，经过各方面权衡利弊之后，才能投入应用，而不是研究者关着门坐在屋子里"拍脑袋"决定的。一种新药上市大概需要 15 年的时间，其中一半时间是做临床试验。从患者能承受的一个最低的化疗剂量开始尝试，然后按照一定原则逐渐提高化疗剂量，直至患者不能耐受的剂量为止。通过这样一个逐步提高化疗剂量的过程，才能确定人体最安全的、最合适的剂量（化疗效果达到最大极限，人体又能安全耐受），这是一个非常严格、科学的过程。化疗作为被写入乳腺癌治疗指南中的一种疗法，是经受了一轮又一轮的考验才最终被认可的。因此，请大家相信，医疗行为的目标是治病救人，而不是害人，没有作用甚至有反作用的疗法是不会通过检验的，更不会被用在患者身上。

第二，要辩证看待。

具体情况要具体分析，现代医学讲究根据患者的实际情况提供"个性化治疗"。也就是说，有的患者需要使用 A 方案，有的患者需要使用 B 方案，还有的患者则需要联合使用 A 方案和 B 方案。但不管怎样，化疗仍是乳腺癌治疗不可或缺的一种治疗手段。尽管化疗是一把双刃剑，有利也有弊，但对于适合化疗的患者来说，利要远远大于弊。

第三，要擦亮眼睛。

网络上的信息鱼龙混杂，我们不能听风就是雨，任其摆布。哪些靠谱、哪些不靠谱，需要认真科学地甄别。那些鼓吹各种"天然""低毒"疗法的非正规医疗机构及江湖郎中，出于不可告人的目的，抹杀化疗的优点，夸大化疗的副作用，甚至将化疗妖魔化；而有些媒体又借助这种危言耸听、惊世骇俗的观点以博人眼球，使不少患者对化疗产生了恐惧和抗拒，宁愿不治疗，也不愿接受化疗，以致延误治疗，造成不可挽回的严重后果。

化疗期间日常注意事项有哪些？

● 补充水分：由于各种化疗药物进入人体后药物及代谢产物均须经由泌尿系统排泄，如该类有害物质浓度过高或在泌尿系停留时间过长，均会对肾脏及膀胱产生较强的毒副作用。因此，建议多喝水，使每天尿量保持在 2 500 mL 左右。

● 放松心情：化疗期间对整个机体的能量消耗甚大，要注意养精蓄锐，避免过劳，以保存体力。除注意体力消耗外，也要避免多思过虑，使精神放松。收听轻快而松弛的轻音乐，有助于减少消化道不适和失眠等不良反应。

● 精于饮食：可以进食清淡、高热量、富含维生素的饮食，但又要避免过量摄取高热量食物。由于化疗期间食欲不佳，进食量会减少，因此，食物以少而精为原则，同时还要注意多食水果及蔬菜，睡前可以按摩腹部，以防化疗期间发生便秘。禁烟、酒及各种刺激性或粗糙生硬饮食，以防口腔溃疡的发生。

● 预防感染：由于化疗期间白细胞会降低，易发生感染，因此必须注意加强预防。除注意充分的休息外，一定要注意保暖，室内适当通风，并避免与感冒患者接触，外出时戴口罩。体内有小的感染灶如龋齿、疖子、足癣等须及时处理。注意饮食卫生，餐具必须消毒，养成餐前、饭后均刷牙的习惯。注意体温变化，稍有升高，须排查原因，及时发现一些早期感染。

● 适当活动：每天应维持适当的活动，以增强食欲、促进睡眠、保持健康的心态。比如晨间至空气新鲜的室外散步、打拳或做操等，但动作宜慢，避免跑、跳等较强的体力锻炼。化疗期间避免走亲访友等社交活动，以及避免去影院、剧场等文娱场所，应减少各种集体活动。

小贴士 tips

每个人的体质不同，化疗的副作用和反应也各不相同。每次化疗时，尽量告知主诊医生上一疗程化疗出现的不良反应，以便医生进行方案的调整。

18. 化疗期间反复检查的意义是？

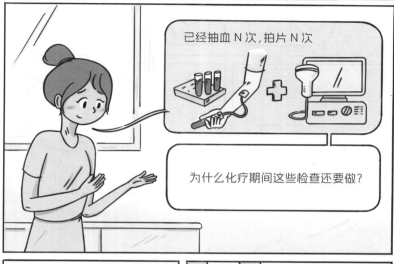

已经抽血 N 次，拍片 N 次

为什么化疗期间这些检查还要做？

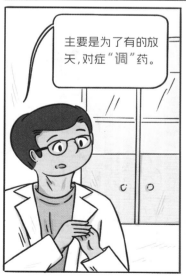

主要是为了有的放天，对症"调"药。

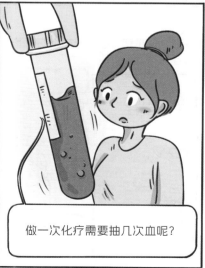

做一次化疗需要抽几次血呢？

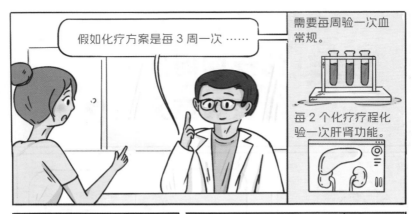

需要每周验一次血常规。

假如化疗方案是每3周一次……

每2个化疗疗程化验一次肝肾功能。

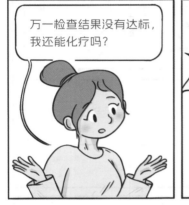

万一检查结果没有达标，我还能化疗吗？

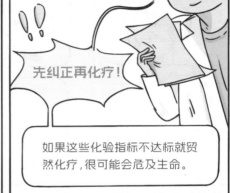

先纠正再化疗！

如果这些化验指标不达标就贸然化疗，很可能会危及生命。

化疗前血常规需要达到的标准

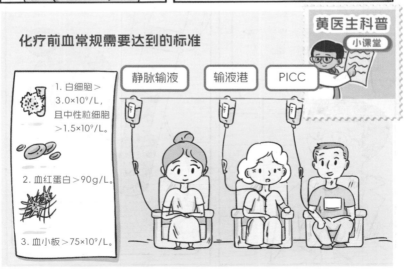

1. 白细胞>3.0×10⁹/L，且中性粒细胞>1.5×10⁹/L。

2. 血红蛋白>90g/L。

3. 血小板>75×10⁹/L。

黄医生科普 小课堂

静脉输液　输液港　PICC

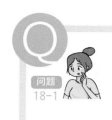

医生，这些抽血呀，拍片呀，我都做了好多次了，为什么做化疗的时候还要做？是担心癌细胞扩散吗？

A 有些检查确实不能少，但不全是出于"癌细胞会扩散"的担心。

为什么做化疗期间还要做额外检查？

化疗期间做检查分两种情况：对于刚做完手术正在化疗的患者，做检查是为了评估化疗所导致的副反应，比如做血常规、肝肾功能、电解质检查，有时候还查心脏超声等。对于有复发或转移的患者，做检查是为了评估治疗效果。一般每 3 个月，要求做一次全身检查，如果疾病有恶化，就要及时更换治疗的药物。

手术后接受化疗的患者，从理论上说，手术已经彻底切除了我们人类所有检查设备所能查到的癌组织了。对于这些患者，接受化疗就是为了杀灭可能存在的人类看不到的癌细胞，减少和预防癌细胞再发。所以对于他们而言，化疗期间是没必要做全身检查的，更不用担心癌细胞会转移和扩散。但是在临床中，也确实偶尔会遇到边做化疗边出现转移的罕见病例。这个概率，就像在绿灯亮时过斑马线被车撞的概率一样，是超低概率事件，大家也没必要因为这个极小的概率就不过马路，或者追加全身检查项目。所以对于手术以后再做化疗的患者，常规是不需要做全身检查的。

出现复发和转移的患者，可能存在癌细胞进化的情况，所以医生会再次要求患者做检查，以明确新出现的癌组织的病理结果，并选择有针对性的治疗，比如对转移病症进行穿刺。人类只能在癌症的早期阶段，才有机会把癌细胞杀灭，而这些出现癌细胞进化的患者，用我们人类现在已有的药物去治疗，有可能无效。局限于现在的药物研发水平，这些进化、复发和转移的癌细胞，有可能在化疗期间会出现癌细胞耐药。

对于手术后做化疗的患者，通常是不需要做全身检查的；对于已经出现复发和转移的晚期患者，一般建议每隔 3 个月，就要做一次全身检查来评估疗效。

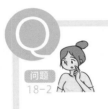

Q 问题 18-2

医生，每次化疗前你都要先看血常规报告是否达标，怎样才算合格？要是没合格，做了化疗有什么危害呢？

A 这个问题比较复杂，要综合个体化处理。

血常规符合什么标准才可以化疗？

化疗是使用有毒性的化学药物，采取"以毒攻毒"的方式进行治疗。化疗药物进入体内，除治疗以外的作用都称为副作用。主要的副作用是引起骨髓损坏，影响骨髓的造血功能，很直观的一个表现就是血常规化验单上白细胞、血红蛋白、血小板等数值的下降。如果这些化验指标太低了，没有得到纠正就去做化疗，很可能会危及生命。所以每个化疗疗程，对血常规的指标都有一定的要求。

血常规化验中有三项指标是评估能否做化疗的关键：

● 白细胞——人体的健康卫士，是人体的防御细胞，专门攻击外来细菌和病毒。它有不同类型的组员，主要的核心组员是中性粒细胞（占 50%～70%）。

● 血小板——发挥止血的功能，专门维护血管的完整性，一旦血管有破裂，需及时止血，防止出血不止。

● 红细胞——人体营养和废物的运输队，给全身各个器官和组织运送氧气和二氧化碳。它的主要成分是血红蛋白。

化疗患者定期检测血常规，就是为了随时监测骨髓损坏情况，及时用药调整，达到化疗的最低要求。化疗的要求是，化疗前 3 天内的血常规，要满足以下条件：

● 白细胞数量大于 3.0×10^9/L，且中性粒细胞数量大于 1.5×10^9/L。

● 血红蛋白大于 90 g/L。

● 血小板数量大于 75×10^9/L。

小贴士
tips

　　患者可以在就近医院检测血常规，但是每次检测报告最好找主诊医生来评判，以明确是否需要对症处理，以及是否有必要调整化疗剂量和方案，以便让患者安全渡过化疗期。

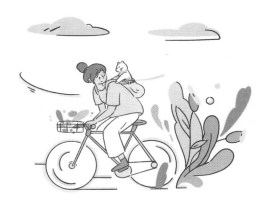

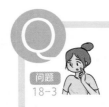

Q 问题 18-3 医生，我的化疗方案是每 3 周一次，那我多久要抽血一次呀？具体验什么血指标？

A 一般是每周验一次血常规。每 2 个疗程化验一次肝肾功能。如果原先就有肝功能不好的，比如小三阳或大三阳的，每个疗程都要化验肝功能。

为什么要复查肝肾功能指标？

人体肝脏和肾脏的抗毒能力很强大，以肝脏举例，即使有 50% 肝细胞损坏，剩下 50% 的肝细胞也能很好地维持人体基本功能。化疗本身会对肝肾造成一定损坏，如果不通过一定检测手段可能很难发现身体已经出现肝肾功能损伤。加之中国又是乙肝患病大国，所以建议一般 2 个化疗疗程后做一次肝肾功能检查。对于本身肝功能不好的患者，建议必要时每周检测肝功能。

具体来说，对于每 3 周为一个化疗疗程的患者，如果是周三化疗，那么患者要从结束化疗的下一周开始，每周三验一次血常规，连续验 2 次，第 3 次要提前 2 天（也就是周一验血常规）。

小贴士 tips

每周复查一次血常规，确保化疗前的最后一次血常规检测日期在化疗日前 3 天内，才有效。

19.白细胞降低后怎么处理？

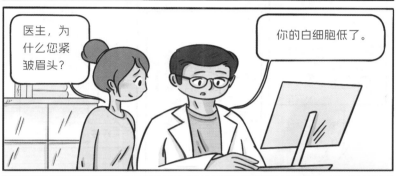

医生，为什么您紧皱眉头？

你的白细胞低了。

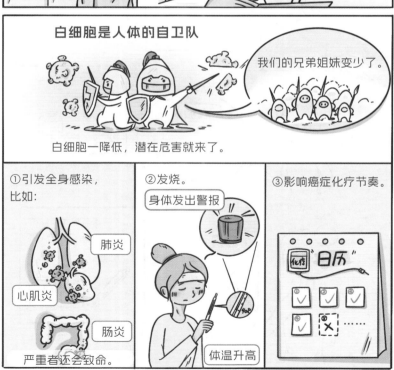

白细胞是人体的自卫队

我们的兄弟姐妹变少了。

白细胞一降低，潜在危害就来了。

①引发全身感染，比如：

肺炎

心肌炎

肠炎

严重者还会致命。

②发烧。

身体发出警报

体温升高

③影响癌症化疗节奏。

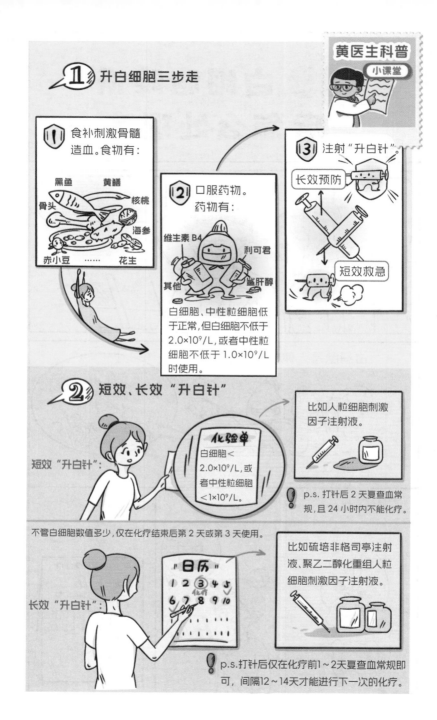

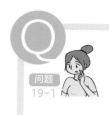

Q 医生，我最怕化疗后出现白细胞降低了，万一低了怎么办？

A 先食补，食补不行再换口服升白细胞的药物，口服药物也不行的话，就要注射升白细胞的药物。

白细胞降低是一种危险信号

乳腺癌化疗期间，最主要的副作用就是白细胞降低。白细胞是人体的自卫队，当白细胞降低到一定危险程度，就会有很多潜在的危害。

● 会引发全身感染，比如肺炎、心肌炎、肠炎等，严重者若不及时发现和治疗，会出现致命性死亡。

● 白细胞降低，影响癌症化疗节奏。

升白细胞三步走

第一步，多吃刺激骨髓造血的食物。

化疗期间，为了稳定白细胞，可以多吃些黑鱼、泥鳅、黄鳝、骨头汤、刺参、甲鱼、花生、核桃、赤小豆、深海鱼等，这类物质有助于白细胞生长。如果食补不行，就要口服升白细胞的药物。

第二步，口服升白细胞的药物。

化疗以后，每周复查白细胞，白细胞降低程度不同，处理的方式都不同。

白细胞数值低于正常范围，但是大于 $2.0 \times 10^9/L$，或者中性粒细胞数值低于正常范围，但是大于 $1.0 \times 10^9/L$ 时，可以口服升白细胞的药物。

口服药物作用温和，比较方便。但是起效缓慢，一般 3 天起效。所以口服 3 天以后，要复查血常规。

第三步，注射"升白针"。

如果复查白细胞数目仍然下降，那么就要注射"升白针"治疗。

小贴士 tips

化疗以后必须每周复查血常规，发现白细胞下降则及时处理。并且根据白细胞下降情况，调整下一次化疗的剂量和白细胞的预处理方式。

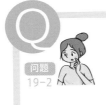

医生，这个短效"升白针"天天都要注射，抽血检查也多，老要跑医院实在太麻烦了，可不可以给我换成长效"升白针"？

A 不可以。两种"升白针"的作用机制和用法是完全不一样的，不可随意替换。

短效救急，长效预防

短效"升白针"：只用于白细胞的紧急处理，可以理解为救急"升白针"。药物效力只能维持两天，两天后就没有刺激粒细胞的作用了。打了短效"升白针"，两天后要复查白细胞，如果复查结果不理想，还要继续打，过两天再复查，直到符合标准为止。所以短效"升白针"

的缺陷很明显，是救急的，效力很短，患者每天都要往医院跑。

使用方法：白细胞数值低于 2.0×10^9/L，或者中性粒细胞数值低于 1×10^9/L 时，需要马上打短效的救急"升白针"。打针后 2 天复查血常规。

如果复查结果显示白细胞数目回升，升到正常范围的最大数值，那么就停止打针。仍然按常规每周复查血常规。

如果复查结果显示白细胞数目仍然下降，那么要及时追加"升白针"，连续打针，直至升高到正常范围的最大数值。同时予以预防性地口服抗生素治疗。

长效"升白针"：科学家们通过 10 多年研究，开发出能预防白细胞下降的长效"升白针"。它是"预防性"的，一般在化疗后的第 2 天或第 3 天使用，确保化疗期间白细胞不降低。所以打长效"升白针"后无须每周验血常规，只需要化疗前 1～2 天查一次血常规就可以了。

小贴士
tips

通常大多数化疗患者，通过科学食补就能维持白细胞在正常范围。只有少部分骨髓耐受性比较差的、白细胞下降明显的患者，才不得不打"升白针"。

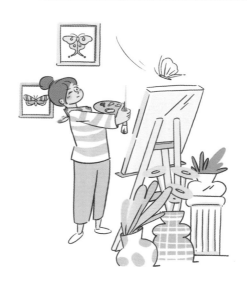

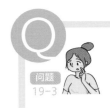

医生，我已经连续打了两次"升白针"了，明天化疗时间到了，我能化疗吗？

A 刚打完短效"升白针"，24 小时内不能化疗。

为什么注射短效"升白针"24 小时以内不建议化疗？

白细胞下降以后，用的是短效的救急"升白针"。注射完短效"升白针"以后，人体内的储备白细胞会从仓库里出来，但是这些储备白细胞都是"童子军"，比较年幼，需要 24 小时的发育成熟时间。如果注射完"升白针"24 小时内化疗，这些幼稚的白细胞因处于未成熟状态，对化疗药物非常敏感，也缺乏抵抗力，结局就是不能耐受化疗而"枉死"。如果打完短效"升白针"24 小时内化疗，还会进一步耗竭了这些储备的幼稚白细胞，反而会导致骨髓造血功能的进一步衰竭，起到反作用了。待注射时间超过 24 小时以后，"升白针"的药效刚好发挥完全，这时候可以再复查一次血常规，显示白细胞升到正常范围，那时候就可以进行化疗了。

（举例）因为我的专家门诊都是周二上午，上午就诊的患者，看完门诊再去拿药打"升白针"就是下午了。要求下次化疗时间间隔 24 小时的话，那么至少是周三下午以后，考虑到下午再接着做完化疗，时间就很晚，所以在临床上，我会建议患者周四上午再来做化疗，以确保 24 小时的足够间隔时间。

长效"升白针"的注意事项

长效预防性"升白针"的作用机制比较复杂。它是不管白细胞数值多少，仅在化疗结束后第 2 天或第 3 天使用。使用长效"升白针"以后，一般要间隔 12～14 天，才能进行下一次的化疗。这间隔的12～14 天期间，都不用复查血常规。仅在下一次化疗前 1～2 天复查血常规即可。

长效 / 短效"升白针"副作用

不管是短效的"升白针"，还是长效的"升白针"，注射以后，有部分患者会出现骨痛、鼻塞等症状，这都是正常的"升白针"副作用，不用过分紧张。一般多喝水、多休息、加强营养，几天就会好转。如果觉得疼痛难受，可以使用对乙酰氨基酚、吲哚美辛栓对症治疗。

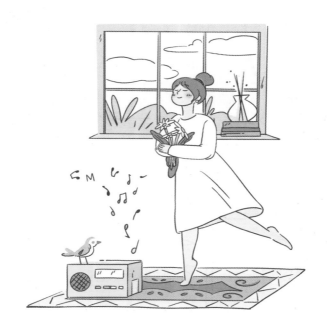

20.化疗期间漏吃药能自行补吗?

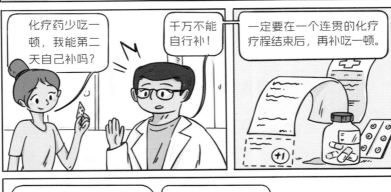

化疗药少吃一顿,我能第二天自己补吗?

千万不能自行补!

一定要在一个连贯的化疗疗程结束后,再补吃一顿。

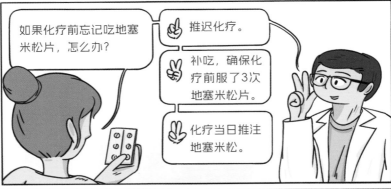

如果化疗前忘记吃地塞米松片,怎么办?

推迟化疗。

补吃,确保化疗前服了3次地塞米松片。

化疗当日推注地塞米松。

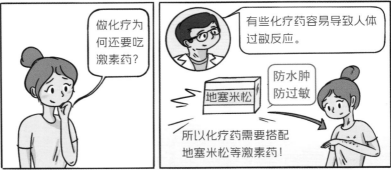

做化疗为何还要吃激素药?

有些化疗药容易导致人体过敏反应。

地塞米松

防水肿防过敏

所以化疗药需要搭配地塞米松等激素药!

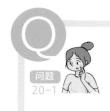

医生，我化疗已经做了几次了，我想癌细胞也应该少了。化疗药物是不是可以减量了？这样副反应就能少点。

不能。

如何计算化疗药物的剂量？

化疗药物的剂量，是通过我们多年的人体临床研究探索出来的，有固定的药物计算公式。大多数化疗药物，都是用"体表面积"去计算。体表面积，一般和人体的身高（m）、体重（kg）有关系。以身高1.60 m、体重60 kg的女性为例，套公式后得出她的体表面积约1.6 m²。以红药水（表阿霉素）为例，一般用药范围是75～90 mg/m²，所以上面这个女性的红药水总用量就是120～144 mg，表阿霉素是10 mg一支，总共用12～15支。身体素质比较好的年轻患者，总用量可达140 mg左右；身体素质不是很好的老年患者，总用量建议120 mg左右。

总之，化疗药物的使用剂量，需要结合患者性别、年龄、体重、肾功能等综合计算出来。

> 小贴士 tips
>
> 第一次化疗，医生会用一个标准剂量，此后会根据第一个疗程的反应和身体状态，进行相应调整。化疗药物的剂量不能随意变动，每一次剂量的增加或者减少都有严格标准，如果随意减量会影响疗效。

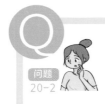

问题 20-2

Q 医生，这个白药水化疗药用得很不舒服，皮肤痒得很，每次化疗还要再口服地塞米松，还有其他药物替换吗？

A 有。白药水，也就是乳腺癌化疗药物中的紫杉醇类药物。这一类药物，有很多种产品，有传统的紫杉醇、多西紫杉醇，还有白蛋白结合型紫杉醇。

不同"白药水"的用法

紫杉醇、多西紫杉醇、白蛋白结合型紫杉醇，虽然都是紫杉醇类药物，但是用法和使用剂量都不一样。理论上，若是在各自最佳使用方法下，三种药物杀肿瘤细胞的效果是一样的。

表2 不同"白药水"的比较（以每 3 周方案为例）

	紫杉醇	多西紫杉醇	白蛋白结合型紫杉醇
主要辅料成分	聚氧乙烯蓖麻油、乙醇	吐温-80、乙醇	人血白蛋白
用量	$135 \sim 175 \ mg/m^2$，每 3 周 1 次	$75 \ mg/m^2$，每 3 周 1 次	$260 \ mg/m^2$，每 3 周 1 次
滴注时长	大于 3 小时	1 小时	30 分钟
预处理	地塞米松、苯海拉明、西咪替丁	地塞米松	无需预处理
主要不良反应	骨髓抑制、过敏反应、神经毒性	骨髓抑制、过敏反应、体液潴留	骨髓抑制、神经毒性

医生，我昨天忘吃地塞米松了，还有补救方法吗？

A 有补救方法的。**有两种处理方法：① 化疗推迟一天，最安全；确保化疗前，口服了 3 次地塞米松片。② 化疗当日临时开地塞米松的针剂，在化疗前半小时推注。**

为什么紫杉醇类化疗药需要口服地塞米松片？

使用紫杉醇类化疗药，通常只有早期（20 世纪 90 年代）开发的紫杉醇和多西紫杉醇（多西他赛），需要搭配地塞米松口服片（也可以采用输液方式），主要是为了预防溶剂的过敏反应。

多西他赛使用的溶剂"吐温-80"，除了容易导致人体过敏反应，还会引起人体毛细微血管的通透性增高，促进人体微血管中的蛋白质从血浆中渗出到组织间隙，导致组织间水肿的发生。所以使用多西他赛做化疗时，搭配地塞米松药物，不仅可以预防过敏反应，还能减少水肿的发生。

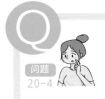

Q 医生，我昨天少吃了一顿卡培他滨，怎么办？对化疗有影响吗？

A 别担心，影响不大的。

卡培他滨漏吃了，补救措施有哪些？

卡培他滨如果漏吃了一顿，可以在一个连贯的化疗疗程结束后，补吃一顿，就可以了。假如说采用的是连续吃 2 周再休息 1 周的化疗方案，等连续 14 天都吃完了，后面再加一顿。卡培他滨是口服类化疗药，通常建议饭后 30 分钟内，温水送服，1 天 2 次。

需要提醒的是：① 按照医嘱剂量定时定量服药，不可自行随意增减剂量。② 不可将卡培他滨掰开或者碾碎服用。③ 患者可以选择在家自行口服药物，建议饭后服用，以减少药物对胃的刺激。④ 如果当天少服了一次药，千万不要在第 2 天补吃一顿。超过了一天服药的极限量，会引发很多不良反应。

小贴士
tips

卡培他滨少吃了不要紧，有补救措施，只要总量补齐就可以了。

卡培他滨有两种不同的用法

卡培他滨用于早期乳腺癌术后的治疗，通常有两种用法，有半年的短疗程用法和一年的长疗程用法。

1 短疗程：服用卡培他滨半年

（适用人群）先化疗再手术的新辅助化疗患者：化疗以后，仍然有癌细胞残留。

（服用方法）以 3 周为 1 个疗程。

前 2 周，1 天 2 次，每次口服大剂量的卡培他滨。

第 3 周：停药。

合计 3 周，维持半年。

2 长疗程：服用卡培他滨一年

（适用人群）三阴性乳腺癌术后患者。

三阴性乳腺癌，病症相对较重，治疗手段也很有限。在完成传统的半年化疗以后，为了巩固疗效，可服用卡培他滨。

（服用方法）1 天 2 次，每次口服小剂量的卡培他滨，连续口服 1 年。

> **小贴士 tips**
>
> 以上两种用法，都需要根据患者的体表面积来计算用量，因此每个人口服的剂量是不同的，患者也一定要严格按照主诊医生的医嘱，进行科学正规治疗。切勿模仿和自我随意更改用药时间和方式。如果有任何疑虑，请及时和主诊医生沟通。

卡培他滨还有增强放疗疗效的作用，因此，有些患者在放疗期间，医生也会建议她短暂口服卡培他滨药物。

21. 为什么有些患者需要先化疗再手术?

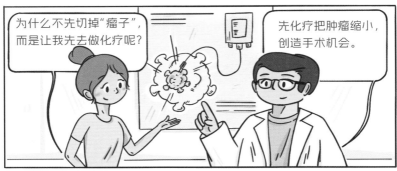

为什么不先切掉"瘤子",而是让我先去做化疗呢?

先化疗把肿瘤缩小,创造手术机会。

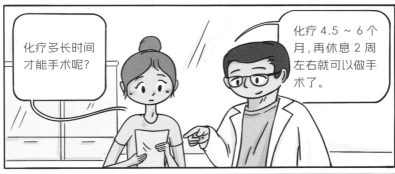

化疗多长时间才能手术呢?

化疗 4.5 ~ 6 个月,再休息 2 周左右就可以做手术了。

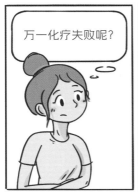

万一化疗失败呢?

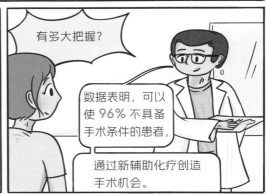

有多大把握?

数据表明,可以使 96% 不具备手术条件的患者,

通过新辅助化疗创造手术机会。

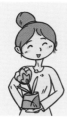

化疗期间，要多关注自身感受和反应！

黄医生科普

小课堂

① 肿块有否松软，肿块的牵拉或疼痛感有否缓解。

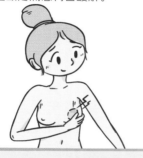

② 皮肤破溃、红肿有否愈合。

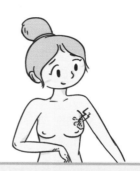

③ 手臂受牵拉无法上举症状有否改善。

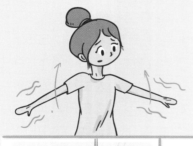

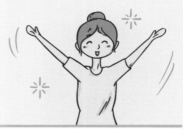

④ 每个疗程化疗前，都要给主诊医生手检一下乳房病灶。

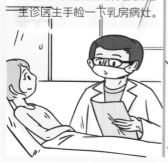

⑤ 每2~3个疗程要做一次乳房B超或核磁共振增强，评估疗效。

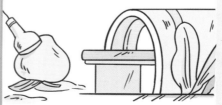

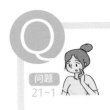

医生，听说"瘤子"都是直接切掉的，为什么让我先去做化疗呢？

A 先化疗把肿瘤缩小或使淋巴结退缩，这样才能创造手术机会。

新辅助化疗的由来

乳腺癌的治疗，通常采用"先手术，再化疗（全身治疗）"的方式，称为"术后化疗"，也称为"辅助化疗"。把原本放在手术以后的辅助化疗，提到手术之前进行，医学上称为"术前化疗"，也称为"新辅助化疗"。

在 20 世纪 50 年代之前，我们人类治疗癌症的手段很有限。对于癌症的治疗，只有"手术切除"唯一的一种治疗方式。所以几乎所有肿瘤，基本上都是以外科手术切除为主，也就演变成今天的仍然是以"能手术的尽量手术"这样一种理念。50 年代以后，人类科技的突破，研发出第一代化疗药物"氮芥"，才开始从氮芥这个化疗药物进行化学分子和结构的改造，加上后期细胞分子生物学、医学动物学科的产生，我们人类开始把一些化疗药物用于乳腺癌。比如 1974 年，"阿霉素"首次被证实可用于转移性乳腺癌；1975 年，乳腺癌辅助化疗诞生，其药物是左旋苯丙氨酸氮芥或环磷酰胺、甲氨蝶呤、氟尿嘧啶联合方案。化疗为基石的乳腺癌疗法登上历史舞台，再经过细胞学试验、动物试验、人体试验，这样层层递进的研究探索，慢慢地形成了先彻底切除病灶 + 序贯术后辅助化疗的治疗模式。而 1998 年，手术前化疗被证实可以使得 2/3 的瘤子很大的乳腺癌患者，从原本只能做乳腺癌根治术，转变为可以接受保乳手术，从而使得新辅助化疗正式进入标准治疗方式之一。

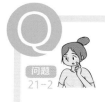

Q 问题 21-2 医生，新辅助治疗期间要注意什么？需要治疗多久才可以手术呢？

A 新辅助化疗的总时长，一般是四个半月至半年左右。最后一次化疗以后，休息 2 周左右就可以做手术了。

新辅助化疗的效果

在我们中国目前的临床工作中，接受新辅助化疗的患者，往往是病情比较严重的初始不具备手术条件的，通过新辅助化疗来创造手术机会。所以接受新辅助治疗的患者，往往会有比较悲观的情绪，但是我要告诉你们，现代医学的高速发展，尤其是新的癌症药物的研发，可以使 96% 不具备手术条件的患者，通过新辅助化疗创造手术机会。

以 HER-2 阳性类型的乳腺癌为例，新辅助化疗加靶向治疗，不仅能使肿瘤缩小达到手术条件，还可以让 50% ～ 60% 的患者肿瘤完完全全消失（乳房切除下来的组织，在病理显微镜下，也找不到任何癌细胞）。所以接受新辅助化疗的患者，不要悲观，完全有机会可以和辅助化疗患者一样，通过药物治疗达到类似的效果。

新辅助化疗的注意事项

除了关注与化疗相关的各类血液检测指标，新辅助化疗患者还需要特别注意的是，对化疗的感受和反应。

● 有没有觉得肿块有所松软，肿块的牵拉或疼痛等感觉是否有所缓解。

● 如果之前有皮肤破溃或红肿的，现在破溃皮肤是不是有所愈合，红肿和肿块范围是否有在缩小。建议在固定时间对乳房局部进行摄片对比，例如化疗前一周，以方便主诊医生对肿块变化有较为直观的对比。

● 如果病变有累及腋窝导致手臂牵拉无法上举的，化疗以后手臂症状是否有所改善。尽量做到：

① 每个化疗疗程前，都要给主诊医生手检一下，看看每个疗程病情变化。

② 每 2～3 个疗程要做一次针对乳房的全面影像学检查，比如乳房 B 超、核磁共振增强，定期评估化疗的效果。

> **小贴士 tips**
>
> 经过新辅助治疗获得了手术机会，并不是说治疗就结束了。手术以后，临床医生会对比新辅助化疗前和手术后的病理情况，决定后续的治疗方案，是继续化疗还是强化治疗，等等。

22. 雌激素是怎样合成的？

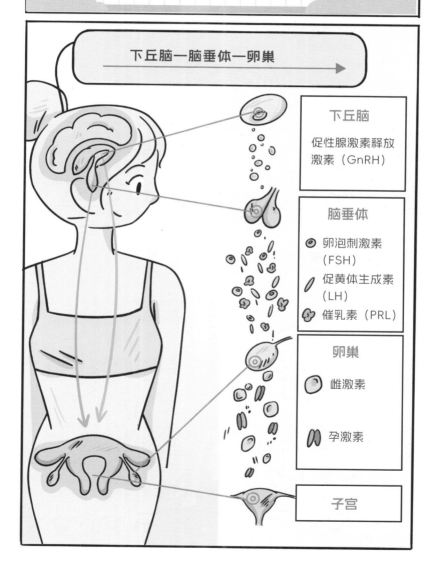

下丘脑—脑垂体—卵巢

下丘脑

促性腺激素释放激素（GnRH）

脑垂体

- 卵泡刺激素（FSH）
- 促黄体生成素（LH）
- 催乳素（PRL）

卵巢

- 雌激素
- 孕激素

子宫

黄医生科普
小课堂

① 雌激素的"加工厂"

人体内产生雌激素的"加工厂"主要有两个地方：

女性的两个卵巢
人体绝大多数的雌激素都是这里产生。

全身的脂肪、肌肉组织把"原料"经过加工，而转化成雌激素。

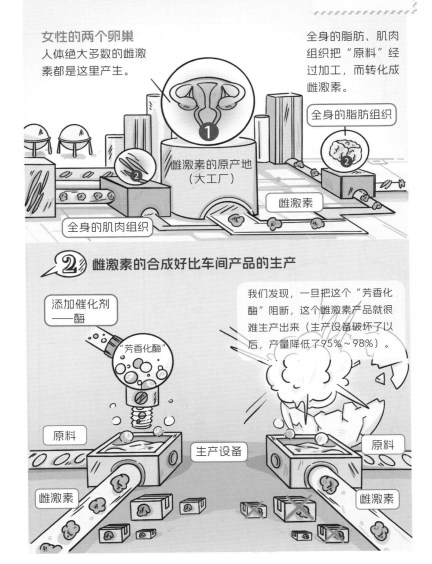

全身的脂肪组织

雌激素的原产地（大工厂）

①

②

②

雌激素

全身的肌肉组织

② 雌激素的合成好比车间产品的生产

添加催化剂——酶

"芳香化酶"

我们发现，一旦把这个"芳香化酶"阻断，这个雌激素产品就很难生产出来（生产设备破坏了以后，产量降低了95%～98%）。

原料

生产设备

原料

雌激素

雌激素

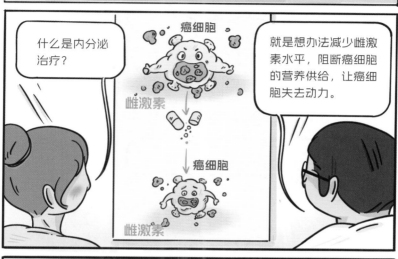

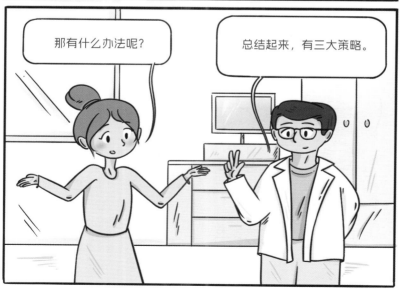

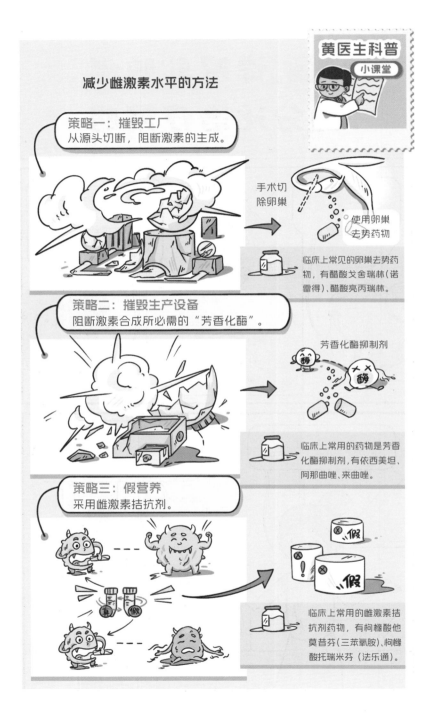

减少雌激素水平的方法

黄医生科普 小课堂

策略一：摧毁工厂
从源头切断，阻断激素的生成。

手术切除卵巢

使用卵巢去势药物

临床上常见的卵巢去势药物，有醋酸戈舍瑞林（诺雷得）、醋酸亮丙瑞林。

策略二：摧毁生产设备
阻断激素合成所必需的"芳香化酶"。

芳香化酶抑制剂

临床上常用的药物是芳香化酶抑制剂，有依西美坦、阿那曲唑、来曲唑。

策略三：假营养
采用雌激素拮抗剂。

临床上常用的雌激素拮抗剂药物，有枸橼酸他莫昔芬（三苯氧胺）、枸橼酸托瑞米芬（法乐通）。

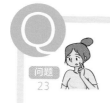

医生，听说用内分泌疗法治疗乳腺癌效果挺好的，是怎么用？

A **简单说，就是通过内分泌药物或者手术切除卵巢等器官，减少雌激素水平，也就是阻断癌细胞的营养供给，让癌细胞失去动力。**

乳腺癌内分泌治疗的历史

乳腺癌的内分泌治疗源于一个偶然事件。在 1896 年，一个叫 Beaston 的医生，发现了一个现象，因为卵巢疾病而接受卵巢切除的 3 例晚期乳腺癌患者，在切除卵巢以后，居然能让肿瘤得到控制。从那时候开始，医学家开始探索乳腺癌的内分泌治疗。历史上，曾进行过切除两侧卵巢、切除两侧肾上腺或切除脑部垂体等方法，切除双侧卵巢的内分泌治疗策略，只在一部分乳腺癌患者中有效。直到 20 世纪 60 年代，医学家才发现乳腺癌的雌激素受体，在乳腺癌的复发转移中发挥重要作用，这才开始探索人体内雌激素和乳腺癌的关系。

我们发现约 60% 的乳腺癌患者，其体内乳腺癌细胞有雌激素受体（ER）或孕激素受体（PR）表达。而对于这些 ER 或 PR 有表达的乳腺癌，雌激素被乳腺癌细胞摄取以后，会成为乳腺癌细胞的营养；假如把癌细胞比喻成一辆车，体内的雌激素和孕激素就是汽油，雌激素受体和孕激素受体就是汽车的两个发动机。雌激素（汽油），碰到了激素受体（发动机），癌细胞（车）就活跃起来，跑得飞快，到处乱窜。内分泌治疗就是阻断癌细胞的营养供给，使癌细胞失去动力，就像一辆车，失去了汽油，则跑不动了，那就等同于废铁，等待它的命运是慢慢腐烂。所有的乳腺癌内分泌药物，都是围绕如何减少雌激素（营养）和阻断激素受体（发动机）发挥作用的。

科学家根据上面的发现，设计了三种乳腺癌内分泌治疗策略。

策略一：从源头切断，阻断激素的生成（摧毁工厂），即手术切除卵巢或使用卵巢去势药物。临床上常用的卵巢去势药物，有戈舍瑞林（诺雷得）、亮丙瑞林。

策略二：阻断激素合成所必需的芳香化酶（摧毁生产设备）。临床上常用的药物是芳香化酶抑制剂，有依西美坦、阿那曲唑、来曲唑。

策略三：采用雌激素拮抗剂（假营养）。临床上常用的药物，有枸橼酸他莫昔芬（三苯氧胺）和枸橼酸托瑞米芬（法乐通）。

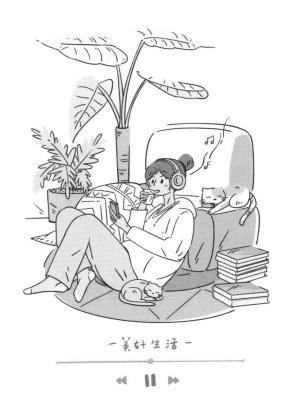

一 美好生活 一

24. 去势药物醋酸戈舍瑞林和醋酸亮丙瑞林

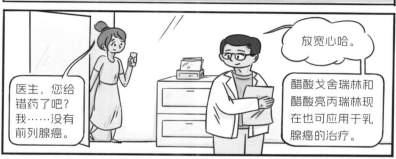

医生，您给错药了吧？我……没有前列腺癌。

放宽心哈。

醋酸戈舍瑞林和醋酸亮丙瑞林现在也可应用于乳腺癌的治疗。

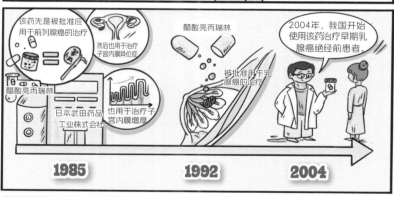

该药先是被批准应用于前列腺癌的治疗

然后也用于治疗子宫内膜异位症

醋酸亮丙瑞林

日本武田药品工业株式会社

也用于治疗子宫内膜增厚

醋酸亮丙瑞林

被批准用于乳腺癌的治疗

2004年，我国开始使用该药治疗早期乳腺癌绝经前患者。

1985　　**1992**　　**2004**

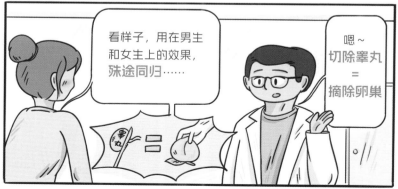

看样子，用在男生和女生上的效果，殊途同归……

睾丸 =

嗯~
切除睾丸
=
摘除卵巢

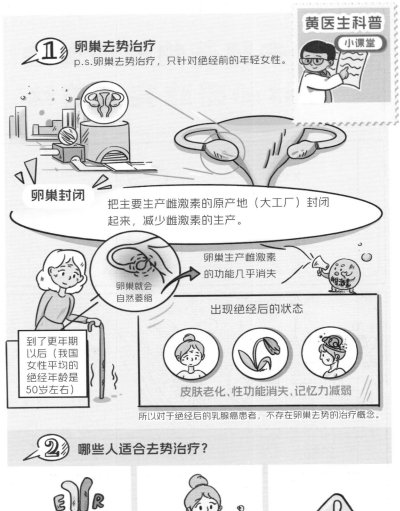

① 卵巢去势治疗

p.s.卵巢去势治疗，只针对绝经前的年轻女性。

黄医生科普 小课堂

卵巢封闭

把主要生产雌激素的原产地（大工厂）封闭起来，减少雌激素的生产。

卵巢生产雌激素的功能几乎消失

卵巢就会自然萎缩

到了更年期以后（我国女性平均的绝经年龄是50岁左右）

出现绝经后的状态

皮肤老化、性功能消失、记忆力减弱

所以对于绝经后的乳腺癌患者，不存在卵巢去势的治疗概念。

② 哪些人适合去势治疗？

雌激素受体(ER)或孕激素受体(PR)阳性。

处于绝经前状态的女性。

乳腺癌中度和高度复发风险的患者。

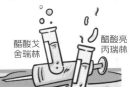

醋酸戈舍瑞林

醋酸亮丙瑞林

p.s.两种药物治疗效果一样。通常每28天注射一次。

卵巢去势药物（醋酸戈舍瑞林，醋酸亮丙瑞林）

前面讲了卵巢去势药物，是乳腺癌内分泌治疗的策略之一，是从源头上阻断激素的生成（摧毁工厂）。

人体内产生雌激素的加工厂主要有两个地方：一是雌激素的原产地（大工厂），即女性的两个卵巢（人体绝大多数的雌激素都是这里产生）。二是雌激素的小作坊加工厂，全身的脂肪、肌肉等组织，能把分布全身的另一种加工原料雄激素等东西转化成雌激素。

卵巢去势，顾名思义，就是把卵巢封闭，把主要生产雌激素的原产地（大工厂）封闭起来，减少雌激素的生产。对于老年女性，到了更年期以后（我国平均的绝经年龄是 50 岁左右），卵巢就会自然萎缩，卵巢生产雌激素的功能几乎消失，所以才会出现绝经后的状态（皮肤老化、性功能消失、记忆力减弱等雌激素减弱的全身表现）。所以对于绝经后的乳腺癌患者，不存在卵巢去势的治疗概念。卵巢去势治疗，只针对绝经前的年轻女性。

因为对于绝经前的年轻女性，卵巢功能活跃，会不停地生产大量雌激素，而乳腺癌细胞获得雌激素以后，就会像打了鸡血一样很活跃，容易转移和扩散。所以针对乳腺癌病理检测有 ER 或 PR 阳性的患者，病情严重的或很年轻的女性（≤ 40 周岁），在临床治疗中，需要使用药物或其他治疗手段抑制卵巢功能。

目前我们已经探索了三种卵巢去势的治疗方式：

第一种，是手术去势。就是通过手术方式，切除女性的双侧卵巢。这是早期我们缺乏药物手段，手术是唯一治疗模式的时代，比较无人性化，切除双侧卵巢以后，患者就直接进入绝经后的老人状态，终身不可逆转，所以在现代，除了极少部分晚期患者外，很少采用手术方式了。

第二种，是放疗去势。就是放疗科通过放疗设备，采用射线照射卵巢，达到摧毁卵巢的目的。这种方式，虽然比手术切除伤害小，但是射线摧毁卵巢的疗效不稳定，所以现在临床中，也基本上很少使用。

第三种，就是药物去势，是目前临床上最常用的方式。就是采用药物的方式，让活跃的卵巢"暂时性"地失去功能。当乳腺癌内分泌治疗疗程结束以后，停止使用这些卵巢去势药物，1～2个周期后，卵巢功能就基本上会恢复正常。

Q 问题 24-1 医生，醋酸戈舍瑞林和醋酸亮丙瑞林这两个药的效果一样吗？

A 效果一样。

两种乳腺癌去势药物的历史

目前，市面上乳腺癌去势药物主要有两种，醋酸戈舍瑞林和醋酸亮丙瑞林，都是针对年轻乳腺癌患者的皮下注射针剂，通常每28天一次。

说起这两个药物的研发历史，最早都是为了治疗男性的"前列腺癌"而研发出来的。医学家起初发现切除男性的睾丸能很好地治疗"前列腺癌"，医学家进一步研究药物能否达到与封闭雄激素一样的效果。就这样，去势药物的研发，就如火如荼地开展了。直到 20 世纪 70 年代，一个叫 Schally 的医学科学家，成功合成了"LHRH-A"去势药物，这个药物能减少体内睾酮水平。后面的科学家在 LHRH-A 的构架基础上，通过改变分子结构，衍生出能用于人体的治疗药物，就是现在临床上使用的去势药物。

日本武田药品工业株式会社生产出人类第一个 LHRH-A 临床药物醋酸亮丙瑞林，1985 年在美国首先被批准应用，1988 年在法国上市；之后进入中国，最早开始用于前列腺癌治疗。此后的研究发现，该类药物对女性的子宫内膜异位症、子宫内膜增厚，都有很好的疗效。在女性乳腺癌中，醋酸亮丙瑞林对有雌激素受体表达的年轻患者的效果非常好。所以从 1992 年开始，醋酸亮丙瑞林就开始用于乳腺癌的治疗；而我国是于 2004 年开始用于早期乳腺癌绝经前患者的治疗。

此外，英国阿斯利康制药公司研发出了另一种与醋酸亮丙瑞林具有相似作用的药物醋酸戈舍瑞林，于 1990 年在全球首次上市，1996 年在中国上市。该药最早也是用于前列腺癌的治疗，后来才开始用于乳腺癌的治疗。

小贴士
tips

　　去势就是把人体大脑当中控制"性激素分泌的开关"给封闭掉，从而抑制性激素的分泌，让活跃的卵巢"暂时性"地失去功能，处于不活跃的状态。

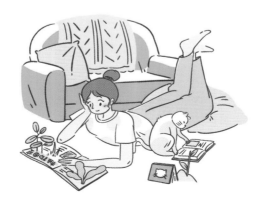

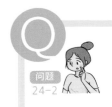

Q 医生，强制变成绝经以后，要是再也来不了例假了怎么办？

A 不用太担心。其实，去势治疗除了有强化内分泌治疗的作用，还有保护卵巢的作用。去势治疗停药以后，一般月经状态就会恢复的。

去势针引发的绝经后状态是可逆转的，一般停药 1～2 个月，药物的去势作用就会消失。

哪些人适合去势治疗？

● 只针对需要内分泌治疗患者，也就是病理检测雌激素受体（ER）或孕激素受体（PR）阳性的患者。
● 还处于绝经前状态的女性。
● 乳腺癌中度和高度复发风险的患者。

对于低度复发风险的年轻乳腺癌患者，只需要口服内分泌药物就可以了，不需要去势治疗。

那么如何界定哪些人是乳腺癌中度或者高度复发风险，是前乳腺癌学术界一直在争论的问题。一般认为只要出现以下一个因素即是具有中度或者高度复发风险。

● 年龄 ≤ 35 岁。
● 淋巴结阳性。
● 需要化疗。
● 还有其他危险因素，综合考量。

Q **问题 24-3** 医生，我已经打了一针醋酸戈舍瑞林了，怎么还有月经，是不是没效果？

A 只打一两针还会来月经，是正常现象。

去势针要打多久才停？

卵巢的正常功能就是释放雌激素，维持女性规律的月经周期。所以去势治疗以后，除了月经停止以外，还会出现更年期的症状，比如阴道干燥、性欲下降等。

去势药物，一般是在第一针注射完后，隔 28 天再注射第二针，一直维持这一频率。在开始注射前 2 针的时候，药物作用还不稳定，卵巢的功能压制不完全，有时候会出现"激素激增"的现象。一般再注射 2 ~ 3 次去势针以后，才能稳定压制住卵巢，才会彻底地抑制卵巢功能及卵巢雌激素的释放，从而达到治疗的目的。此后，还是需要通过每 28 天的固定间隔来注射去势针以维持药物的作用，使卵巢处于"冰冻"状态。

此外，随着人们生活质量的提高，以及生育保存意愿的增强，近几年，有很多患者虽然不需要接受内分泌治疗，但为了在化疗期间保护卵巢功能而采取注射去势针方案。那么这部分患者，需要在化疗前 2 周就开始注射去势针，并且在卵巢功能被保护后，再开始化疗。化疗结束后，这部分患者就不需要再注射去势针了。一般停止注射 1 ~ 2 个周期以后，卵巢功能就会慢慢恢复。

> **小贴士 tips**
> 卵巢去势针的注射频率和一般化疗药物不同，需要相隔 28 天的时间。如果碰到外出旅游，可以提前注射，但是后一针的注射间隔仍然不能短于 28 天。

注射去势针的时间

年轻乳腺癌患者注射去势打针，都会搭配口服内分泌药物，根据口服的内分泌药物的不同，处理方式也不同。

● 假如配合使用的是绝经前的内分泌药物，如他莫昔芬、法乐通。那么因为特殊情况，推迟几天打去势针，影响也不大，只是影响了口服药物的疗效，使抗癌的力量减弱了。

● 假如配合使用的是绝经后的内分泌药物——芳香化酶抑制剂，如来曲唑、依西美坦、阿那曲唑。去势针是不能推迟的，只能提前，但是提前以后，下一次的注射间隔时间，以新的时间开始计算。因为这类患者，如果推迟注射去势针，会导致卵巢功能抑制不彻底，不能完全进入绝经后状态，口服的绝经后药物反而会起到帮助癌细胞扩散的作用。

> **小贴士 tips**
>
> 除非万不得已，千万别自行改变癌症的药物使用时间和方法。

芳香化酶抑制剂（依西美坦、阿那曲唑、来曲唑）

芳香化酶抑制剂，顾名思义，就是抑制"芳香化酶"的药物。抑制就是阻断的意思，用药物的方式，阻断"芳香化酶"。因为人体内的雌激素，都是在这个"芳香化酶"作用下合成的。（摧毁生产设备）

医学家发现，雌激素的合成是一个复杂的工序。就像汽油，首先得从原油原料开始，经过多道工序提炼，最后才形成成品汽油。同样的，雌激素的合成，也是从原料开始，通过复杂的体内加工过程，最后合成人体所需要的雌激素。每一道工序，都需要一种"酶"（就像车间

A 生产设备、B 生产设备、C 生产设备），到最后再合成成品。其中有一道工序特别关键，这道工序所需要的酶就叫作"芳香化酶"（生产设备）。我们发现，一旦把这个"芳香化酶"（生产设备）阻断，这个雌激素产品就很难生产出来了（生产设备破坏了以后，产量降低了 95%～98%）。

但是医学家又发现，对于**绝经前的女性**，因为卵巢功能非常活跃，即使阻断这个酶，卵巢组织还会通过其他途径，大量合成雌激素，会产生排卵的效果（做试管婴儿的育龄女性，就需要通过抑制芳香化酶来刺激卵巢，大量合成雌激素，达到排卵取卵的目的），所以对于绝经前的女性，绝对！绝对！不能单独使用芳香化酶抑制剂。单独使用芳香化酶抑制剂，不仅不能起到治疗的目的，反而会促进乳腺癌细胞的活化和扩散转移。

而对于**绝经后的女性**，卵巢功能已经消失，雌激素的合成来源基本上都源于芳香化酶的合成，所以阻断芳香化酶，就能基本上阻断雌激素的全部合成。所以芳香化酶抑制剂，在绝经后的患者身上效果特别显著。

所以现在临床上单独使用芳香化酶抑制剂（AI）的情况，仅针对绝经后的患者。对于年轻乳腺癌患者，如果要用这些芳香化酶抑制剂，一定要配合卵巢去势（先把卵巢功能封闭起来，变成绝经后状态以后，才能用芳香化酶抑制剂）。

从长期的临床数据分析，对于需要内分泌治疗的绝经后患者，这些芳香化酶抑制剂的疗效要比早期开发的枸橼酸他莫昔芬和枸橼酸托瑞米芬的效果要好。所以目前临床上，绝经后的浸润性乳腺癌患者，内分泌治疗药物大多选择芳香化酶抑制剂。

对于绝经前的患者，一般采用单药的枸橼酸他莫昔芬或枸橼酸托瑞米芬治疗。但是对于年轻的患者（比如年龄 ≤ 40 岁），或者病情比较重的患者，临床中也会在使用卵巢去势药物的基础上（一般使用 2～3 个疗程的卵巢去势药物以后，患者就会变成绝经后状态），联合使用芳香化酶抑制剂药物。

这就是我们前面提到的内分泌治疗的第二个策略，阻断雌激素合成所必需的"芳香化酶"。

雌激素拮抗剂（他莫昔芬、法乐通）

我们把枸橼酸他莫昔芬（三苯氧胺）和枸橼酸托瑞米芬（法乐通），这些分子结构和人体内的雌激素的分子结构很相似的药物，称为雌激素拮抗剂。拮抗剂，顾名思义就是，对抗的药物。雌激素拮抗剂，就是对抗雌激素的药物。前面提到了，内分泌治疗的核心，就是阻断雌激素的作用。雌激素，是和癌细胞上的雌激素受体结合，才能发挥刺激癌细胞的作用。

雌激素拮抗剂，就是采用瞒天过海的方法，使用和雌激素分子结构很像的药物，让癌细胞无法分辨，而诱惑性又比雌激素大。那么癌细胞捕食了这种替代物（假营养），并不会激活癌细胞。就好比，给汽车（癌细胞）使用兑水的液体（气味和外形、重量都和汽油一模一样），汽车并没有获得动力，车子依旧开不了，是一个道理。

我们在乳腺癌的内分泌药物探索中，最早合成的内分泌药物就是他莫昔芬。它是在 1966 年，医学家通过模拟人体雌激素的分子结构而研发出来，于 1973 年被开始批准用于晚期乳腺癌患者的治疗，于 1985 年被批准用于乳腺癌的辅助治疗。那时候他莫昔芬是唯一一种用于治疗乳腺癌的内分泌药物，常规用于 50 岁以上的所有乳腺癌患者。使用一段时间以后，发现他莫昔芬的疗效，与乳腺癌细胞中的雌激素受体（ER）、孕激素受体（PR）有关，才改为应用在 ER 或 PR 阳性的所有乳腺癌患者身上。

后来在 20 世纪 90 年代研发出了治疗乳腺癌的另一种内分泌药物芳香化酶抑制剂，经过 20 多年的治疗比对发现，在绝经后的患者中，芳香化酶抑制剂的疗效比他莫昔芬的疗效好，所以他莫昔芬从原来专门用于绝经后的患者，慢慢转变为主要用于绝经前的患者。

25. 导管原位癌的 3种治疗方案

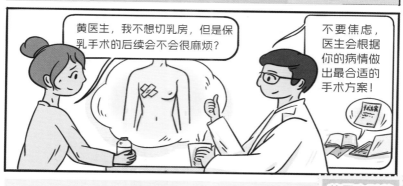

术前不焦虑,和医生一起
商量一个最佳方案!

1 保留乳房手术

治疗方案:保乳+放疗+/-内分泌治疗。

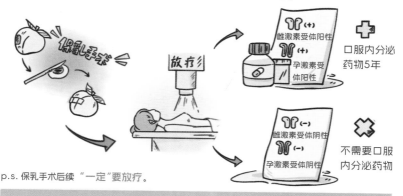

p.s. 保乳手术后续"一定"要放疗。

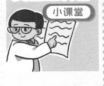

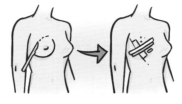
② 乳房全切除手术（乳头、乳晕一起切除）

治疗方案：后续可以无需任何放疗、内分泌治疗。

③ 皮下腺体切除手术

治疗方案：皮下腺体切除+/-内分泌治疗。

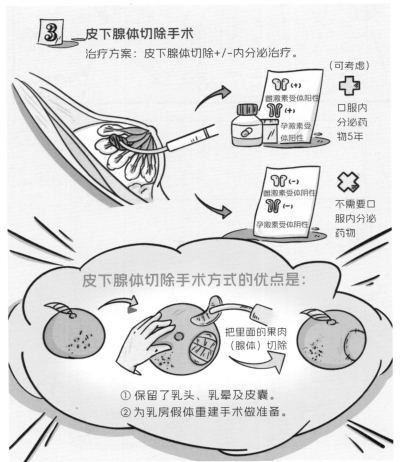

① 保留了乳头、乳晕及皮囊。
② 为乳房假体重建手术做准备。

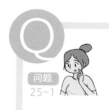

Q 问题 25-1

医生，我已经开刀切了肿瘤，也做了放疗，为什么还要吃内分泌药呢？

A

你的激素受体呈阳性，做了保乳手术后，再配合内分泌治疗，可降低同侧乳房乳腺癌的复发率。

导管原位癌 3 种手术方案

目前，导管原位癌常见的手术方式，主要有 3 种。

1 保留乳房手术

选择保乳手术的患者，后续"一定"要放疗。

A：如果病理提示雌激素受体、孕激素受体阳性，还要口服内分泌药物 5 年。B：如果病理提示雌激素受体、孕激素受体阴性，不需要口服内分泌药物。

(治疗方案) 保乳 + 放疗 +/ - 内分泌治疗 5 年。

2 乳房全切除手术（乳头、乳晕一起切除）

(治疗方案) 后续无需任何放疗、内分泌治疗。

3 皮下腺体切除手术

皮下腺体切除，就是把乳房的皮囊全部保留（保留乳头、乳晕），仅仅把皮囊下面的乳房腺体切除，就像我们剥橘子，只把里面的橘子肉（就是乳房腺体）挖掉，外面的橘皮（乳房的皮囊）都完整保留。这种手术方式的优点是，可以保留皮囊，为后续乳房假体重建手术做准备，更好地满足了女性对美的需求。这种手术，和乳房全切相比，多保留了乳头和乳晕，所以治疗方案是：

● 如果雌激素受体、孕激素受体阳性，根据皮囊厚度，酌情考虑是否口服内分泌药物。若留的皮肤较厚，有部分腺体残留，则口服内分泌药物治疗（一般是 5 年）。若留的皮肤很薄，腺体切除得很干净，也可不服用内分泌药物。

● 如果雌激素受体、孕激素受体阴性，不需要任何治疗。

（治疗方案）皮下腺体切除 +/ − 内分泌治疗。

> **小贴士 tips**
>
> 上述三种手术方式，术后用药方案是有区别的。根据自己的实际情况和需求，选择最适合的手术方案，才能达到最满意的效果。

医生，我晚上吃他莫昔芬的话会睡不着觉，如果换成早上吃可以吗？到底什么时间服用比较好呢？

可以。 服用时间因人而异，**需要结合自身情况来摸索服药时间。**

如何选择适合的服药时间？

（基本原则）就餐半小时后，温水送服。这样能让内分泌药物快速通过食管，减少对食管的刺激，减少胃肠道反应的发生，也能避免药物与食物间相互干扰。

至于是早上、中午还是晚上，哪个时间服用比较好，从医学上来说，没有差别，具体需要自行摸索，没有定论。但是在临床实践中，不同人有不同的药物适应时间。比如，有些患者说，晚餐后半小时服用，药物起效后，不影响第二天的工作状态；也有患者表示，晚上吃药会影响睡眠，因此最好能摸索出自己的规律。

> **小贴士 tips**
>
> - 对于吃内分泌药物同时补充钙片的患者，最好能够早上吃钙片，因为晚上补钙，钙质容易在尿路、膀胱沉淀，形成尿路结石。白天除了补钙以外，也要多喝水。
> - 除了口服内分泌药物以外，还口服其他药物的患者，比如服用高血压药者，一般不推荐这些药物一起服用。
> - 为了避免药物之间相互干扰和药性相克，建议药物间要相隔半小时以上；或者条件允许的话，隔餐口服比较妥当。

Q 问题 25-3 医生，芳香化酶抑制剂我已经吃了 1 年，现在我的病情也控制蛮好的，我大概多久能停药呢？

A 内分泌药物都有固定的疗程。一般芳香化酶抑制剂最少需要服用 5 年，有些甚至需要服用 10 年。

如何判断内分泌药物是服用 5 年还是 10 年？

以往，5 年的内分泌治疗，一直是治疗的标准时长。但随着近年循证医学的发展，越来越多的研究发现延长乳腺癌内分泌治疗的好处，不仅减少了复发和转移，还能预防另外一边乳房发生乳腺癌。所以延长内分泌治疗时间是目前治疗的主流，大多数患者的内分泌治疗时长，建议 7～8 年乃至 10 年。

目前，内分泌治疗只需要口服 5 年的患者，有以下两类：

● 导管原位癌。其中包括保乳手术后需要放疗患者，特别是激素受体阳性的导管原位癌；仅仅行局部切除导管原位癌患者；行乳腺全切患者，用于预防对侧乳腺癌发生。

● 复发风险比较低的。比如肿块只有 6 mm，淋巴结都是阴性的，所有病理检测指标都非常理想。

在临床实践中，如何决定内分泌治疗时间为 5 年、7～8 年还是 10 年呢？以编者临床经验为例，每一例已经完成 5 年内分泌标准时长治疗的患者，都会安排再次专家团队的多学科会诊，讨论是否要延长内分泌治疗的时长。专家团队会根据患者的年龄、月经状态、肿瘤大小、淋巴结是否转移、既往口服的内分泌药物等因素，做出综合判断，再确定是否还需要服用内分泌药物治疗。

小贴士
tips

每隔一段时间，我们都会对临床数据进行汇总和分析，从而改进现有的治疗模式。现在已经在探索、降低剂量及更长服药时间（如 15 年）的内分泌治疗方案了。

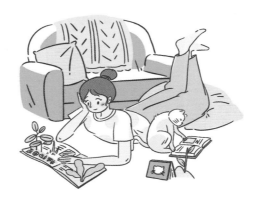

26.CDK4/6 抑制剂的药物原理

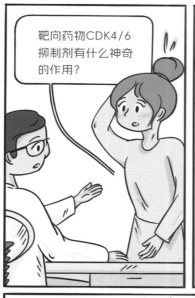

靶向药物CDK4/6抑制剂有什么神奇的作用？

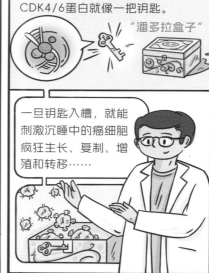

CDK4/6蛋白就像一把钥匙。

"潘多拉盒子"

一旦钥匙入槽，就能刺激沉睡中的癌细胞疯狂生长、复制、增殖和转移……

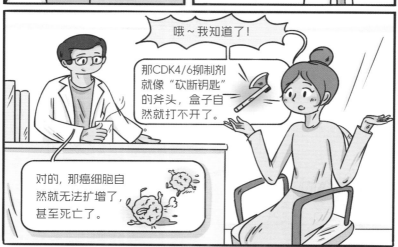

哦～我知道了！

那CDK4/6抑制剂就像"砍断钥匙"的斧头，盒子自然就打不开了。

对的，那癌细胞自然就无法扩增了，甚至死亡了。

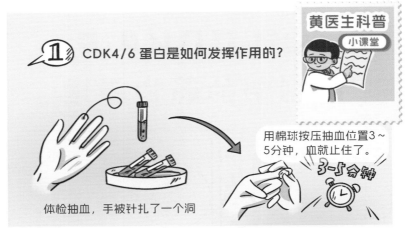

① CDK4/6 蛋白是如何发挥作用的?

用棉球按压抽血位置3～5分钟, 血就止住了。

3-5分钟

体检抽血, 手被针扎了一个洞

原理解释:
这并不是棉球上有什么特殊的药材, 而是人体启动了一系列的自我修复程序。

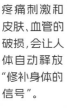

疼痛刺激和皮肤、血管的破损, 会让人体自动释放"修补身体的信号"。

CDK4/6信号

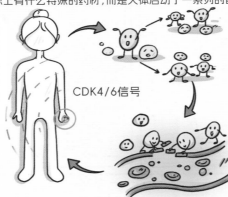

让储备细胞复苏、分裂、复制、克隆。

然后去修复皮肤和血管的破损, 从而维持身体的完整性。

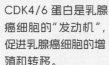

CDK4/6 蛋白是乳腺癌细胞的"发动机", 促进乳腺癌细胞的增殖和转移。

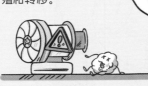

如果把发动机破坏了, 那癌细胞就无法扩增, 甚至死亡了。

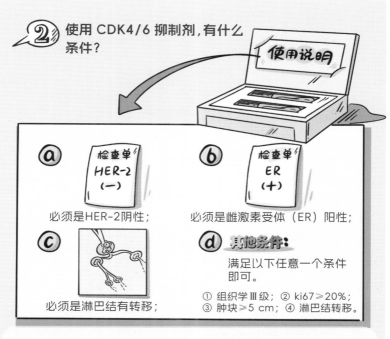

② 使用 CDK4/6 抑制剂,有什么条件?

使用说明

ⓐ **检查单 HER-2 (—)**
必须是HER-2阴性;

ⓑ **检查单 ER (+)**
必须是雌激素受体(ER)阳性;

ⓒ
必须是淋巴结有转移;

ⓓ **其他条件:**
满足以下任意一个条件即可。
① 组织学Ⅲ级; ② ki67≥20%;
③ 肿块≥5 cm; ④ 淋巴结转移。

乳腺癌细胞中,只有雌激素受体(ER)阳性或孕激素受体(PR)阳性的乳腺癌和CDK4/6蛋白有关,但是PR阳性人群并不能从CDK4/6抑制剂中获益。所以CDK4/6抑制剂只能用于ER阳性的乳腺癌患者。

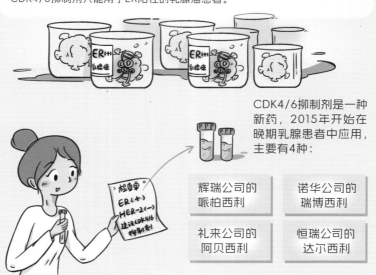

CDK4/6抑制剂是一种新药,2015年开始在晚期乳腺患者中应用,主要有4种:

辉瑞公司的哌柏西利	诺华公司的瑞博西利
礼来公司的阿贝西利	恒瑞公司的达尔西利

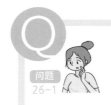

问题 26-1

Q 医生，内分泌靶向药物 CDK4/6 抑制剂是什么新药啊？具体是干什么的？

A CDK4/6 抑制剂，顾名思义就是阻断"CDK4/6"的药物，通俗说就是可以阻断肿瘤细胞的生长和复制。

CDK4/6 抑制剂的药物原理

CDK，是英文 cyclin dependent kinase 的缩写，即"细胞周期蛋白依赖性蛋白激酶"。数字"4/6"是数字编码。科学家已经至少发现了 12 种 CDK，而其中与乳腺癌治疗最密切相关的，是第 4 号和第 6 号 CDK，所以称为 CDK4/6。那么阻断"CDK4/6"的药物，就是我们今天说的"CDK4/6 抑制剂"，是抑制 CDK4 和 CDK6 这两个蛋白质的一种靶向药物。

CDK4/6 蛋白，是加速人体细胞周期的重要"加工厂"，一旦 CDK4/6 被激活，加工厂就开始生产和加工，它不生产配件，而是刺激某个小范围在沉睡的储备细胞的复苏，开启"细胞周期"，促进细胞的生长和复制。

CDK4/6 是乳腺癌细胞的"发动机"，促进乳腺癌细胞的增殖和转移；如果把发动机破坏了，那癌细胞就无法扩增，甚至死亡。乳腺癌细胞中，只有雌激素受体（ER）阳性或孕激素受体阳性（PR）的乳腺癌和 CDK4/6 有关。所以 CDK4/6 抑制剂只能用于 ER 阳性、HER-2 阴性乳腺癌患者。CDK4/6 抑制剂是一种新药，2015 年开始在晚期乳腺患者中应用。国际上 CDK4 抑制剂有四种药物，都被批准用于晚期 HER-2 阴性、雌激素受体阳性的乳腺癌治疗，有：辉瑞公司的派柏西利（Palbociclib），诺华公司的瑞博西利（Ribociclib），礼来公司的阿贝西利（Abemaciclib），恒瑞公司的达尔西利（Dalpiciclib）。

在术后辅助早期乳腺癌中，只有阿贝西利是唯一一个被人体临床研究证实并被批准使用的 CDK4/6 抑制剂。最新消息，另一个 CDK4/6 抑制剂新药瑞博西利即将获批准使用，该药物的适用人群与阿贝西利略有差异。

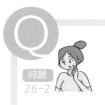

Q 问题 26-2

医生，听说最近有一种新的内分泌靶向药物，我开完刀以后，能不能用？效果好吗？

A

你说的是 CDK4/6 抑制剂，用于病情相对比较严重的患者。

CDK4/6 抑制剂的适用人群

目前批准用于乳腺癌术后的 CDK4/6 抑制剂，只有阿贝西利一种药物。这个药物，源于 2020 年 8 月 28 日的一项"英文代号为 Monarch E"的临床研究的结果，该研究表明，加用阿贝西利药物治疗 2 年，能让乳腺癌复发的概率降低 25%；此后该研究团队于 2021 年 10 月 14 日公布了跟踪 27 个月的数据，提示乳腺癌复发的概率降低了 30%。所以在 2021 年 12 月 31 日，中国国家药品监督管理局批准了阿贝西利药物在早期乳腺癌中的应用。

每个国家批准的药物适用人群都各不相同。目前在中国 CDK4/6 抑制剂有严格的适用指征，有 3 个必要条件：

- 必须是 HER-2 阴性的。
- 必须是雌激素受体阳性的。
- 必须是淋巴结有转移的。

在满足以上 3 种必要条件后，还要符合以下其中任意一种情况：

- 转移的腋窝淋巴结是 4 枚或更多枚。
- 肿块 ≥ 5 cm。
- Ki67 ≥ 20%。
- 组织学 III 级。

现有的临床用药，都是根据我们人类已有的人体临床研究的结果，并结合具体个体情况再调整临床用药，这符合癌症治疗的个体化处理。因此，比如淋巴结转移数目非常多，或者说先化疗再手术的患者，即使 Ki67 没有达到 20% 以上的标准，考虑到患者病情比较严重，还是可以考虑使用 CDK4/6 抑制剂治疗的。

小贴士
tips

人体临床研究的人群，和国家批准的用药使用人群，有时候会不完全相同。每个国家都有各自的考量角度。

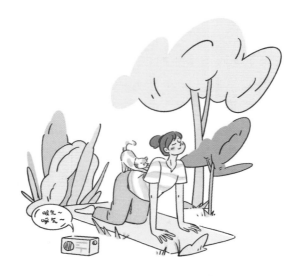

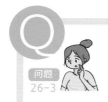

医生，我是雌激素受体阳性，需要口服 CDK4/6 抑制剂**吗？吃这个药，有哪些需要注意的？**

并不是所有的雌激素受体阳性的乳腺癌都需要口服 CDK4/6 抑制剂，只有高复发风险的患者才考虑使用。

CDK4/6 抑制剂的注意事项及副反应处理

淋巴结 ≥ 4 个阳性或者淋巴结 1～3 个阳性，同时伴有组织学分级 Ⅲ 级或肿块 ≥ 5 cm 或 ki67 ≥ 20%，都属于乳腺癌高复发风险的患者，推荐使用 CDK4/6 抑制剂。CDK4/6 抑制剂是和乳腺癌内分泌药物配合使用的，目前 CDK4/6 抑制剂中，只有阿贝西利是国内批准用于术后辅助治疗的。所以这里针对阿贝西利的主要注意事项，说明如下。

1 服用的剂量

1 天 2 次，1 次 1 粒。阿贝西利有 150 mg、100 mg、50 mg，三种剂量。从最大剂量 150 mg 开始服用，摸索出个体能耐受的极限剂量后，维持 2 年治疗。

2 服用时间

可以和内分泌药物同时口服。空腹或随餐服用都可以。但是空腹服用对胃刺激比较大，建议餐后半小时口服，对胃肠道的刺激会小点。最好每天固定在同一个时间口服。

3 并发症：腹泻

约有 85% 的患者，会有腹泻的副作用，一般在服用 6～8 天开始出现。绝大多数人都是在开始服用的 1 个月内，腹泻会比较厉害。以后就会慢慢好转适应，不再出现腹泻。一般首次腹泻（稀便），可以吃 2 粒止泻药物（易蒙停片），如果止住了，就不用再吃。如果 24 小时内还有腹泻，可以再吃 1 粒止泻药物。但是止泻药物吃多了，会出现腹胀，所以千万别多吃。如果一天腹泻超过 6 次，脱水疲软比较厉害，建议去医院输液补充水和电解质。

值得注意的是，不是所有的腹泻都是药物引起的，要注意区分。平时吃坏肚子引起的腹泻（细菌性胃肠炎）是有臭味的，这种腹泻千万别擅自止泻，最好去专科医院就诊。

4 服药期间定期复查：抽血

● 治疗的前 2 个月，要每 2 周复查血常规、肝功能、肾功能和电解质。

● 治疗的第 3～4 个月，要每月复查血常规、肝功能、肾功能和电解质。

● 以后是每 3 个月复查血常规、肝功能、肾功能和电解质。

> **小贴士 tips**
> 治疗期间切勿吃寒凉食物，以免刺激胃肠道，引发腹泻症状加重。

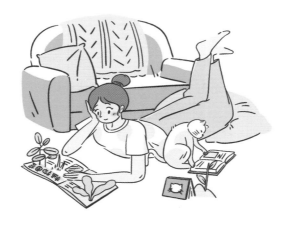

27. 靶向治疗+化疗 是过度治疗吗？

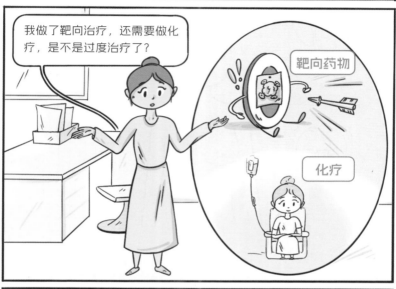

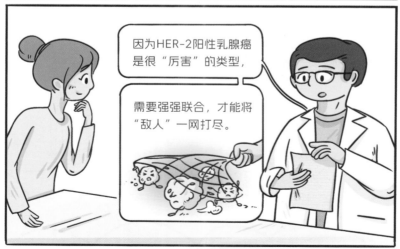

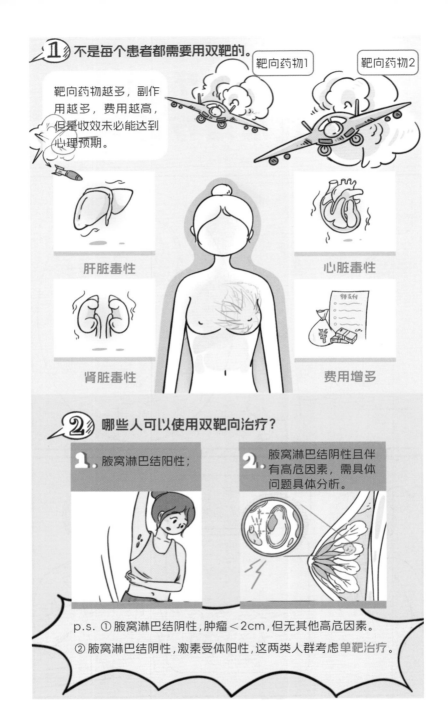

1 不是每个患者都需要用双靶的。

靶向药物1　　靶向药物2

靶向药物越多，副作用越多，费用越高，但是收效未必能达到心理预期。

肝脏毒性

心脏毒性

肾脏毒性

费用增多

2 哪些人可以使用双靶向治疗？

1. 腋窝淋巴结阳性；

2. 腋窝淋巴结阴性且伴有高危因素，需具体问题具体分析。

p.s. ① 腋窝淋巴结阴性，肿瘤<2cm，但无其他高危因素。

② 腋窝淋巴结阴性，激素受体阳性，这两类人群考虑单靶治疗。

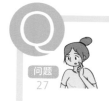

Q 问题 27 医生，为什么我已经做了靶向治疗，还需要做化疗？是不是过度治疗了？

A   HER-2 阳性乳腺癌是很"厉害"的类型，需要强强联合的治疗策略，才能准确定位，将"敌人"一网打尽。靶向加化疗的组合，是国内外认可的标准治疗方案，不存在过度治疗。

靶向 + 化疗的治疗方案

靶向药物，是针对乳腺癌细胞的特定靶位（HER-2）进行定位跟踪，它具有类似定位跟踪的能力，需要配合上导弹（化疗药物）才会发挥更大的作用。所以用靶向一定要用化疗药物。

靶向药物搭配的化疗方案，有每 3 周一次的 8 个疗程化疗方案（AC：蒽环类联合环磷酰胺；TH：紫杉醇类联合曲妥珠单抗），也有每 3 周一次的 6 个疗程的化疗方案（TCbHP：多西他赛、卡铂、曲妥珠单、帕托珠单抗），还有每周一次的 12 次化疗方案（紫杉醇 + 曲妥珠单抗）等。选择哪种方案，是根据不同患者的具体情况和肿瘤的生物学特性而制订的。比如有高血压的老年患者，8 个疗程的化疗方案吃不消，可以选用 6 个疗程的方案。有些肿瘤直径很小，可以选用比较轻的每周化疗方案。

> **小贴士 tips**
>
> HER-2 阳性乳腺癌是一种进展速度很快、恶性程度很高，同时也很容易复发和转移的类型，预后情况也较差。靶向药物的使用，逆转了坏的结局，使之成为预后很好的类型。

28.多用几个靶向药对病情有帮助吗?

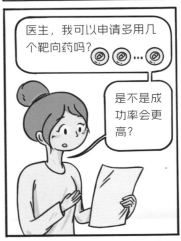

医生，我可以申请多用几个靶向药吗?

是不是成功率会更高?

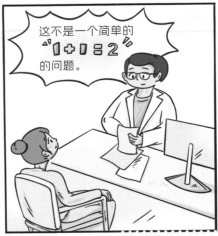

这不是一个简单的 "1+1=2" 的问题。

黄医生科普 小课堂

① 双靶治疗

靶向治疗定位更准确，双靶的成功率比单靶更高。

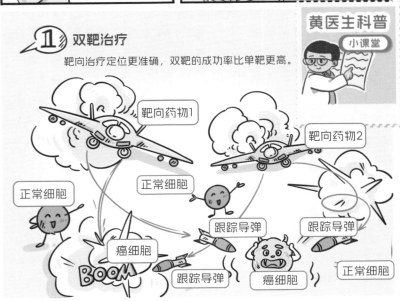

靶向药物1

靶向药物2

正常细胞

正常细胞

跟踪导弹

跟踪导弹

正常细胞

癌细胞

癌细胞

BOOM

跟踪导弹

② 靶向 + 化疗的治疗方案

用靶向一定要用化疗药物。

黄医生科普 小课堂

靶向药物，是针对乳腺癌细胞的特定靶位（HER-2）进行定位跟踪，是定位跟踪器。

定位跟踪器

靶向药物

需要配合上导弹（化疗药物）才会发挥更大的作用。

化疗

化疗药物

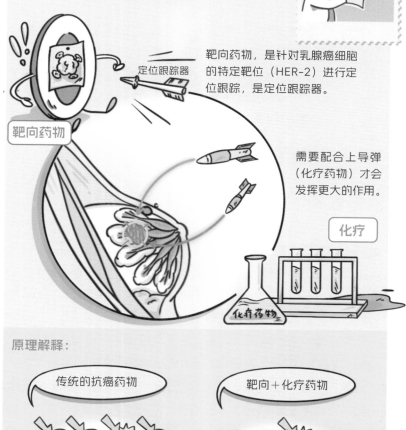

原理解释：

传统的抗癌药物

靶向＋化疗药物

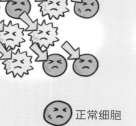

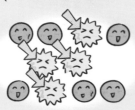

正常细胞　　　癌细胞

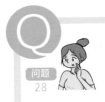

Q 医生，双靶的疗效是不是比单靶的要好？我可以用双靶治疗吗？

A 双靶疗效并不是一定比单靶效果好，不是简单的 1+1=2。不是每个患者都需要用双靶的。对于病情不是很严重的患者，使用双靶治疗，不仅没有带来好处，还增加了药物的副作用和费用，得不偿失。

什么是双靶？

针对 HER-2 阳性的早期乳腺癌患者，目前临床上常用的 HER-2 靶向药物有曲妥珠单抗和帕妥珠单抗。这两个药物虽然都是针对 HER-2 的同一个靶点，但是它们靶点的靶位不一样。双靶治疗，就是把这两个药物联合一起应用，就好像对一个敌人使用"跟踪导弹"，一个打头，一个打身体，两个靶向药物组合达到更强的杀灭肿瘤的效果。

这种双靶治疗模式，最早被用于 HER-2 阳性晚期乳腺癌患者，被证实，双靶治疗比单靶治疗，能取得更好的疗效。为了进一步确定在早期患者中，也就是刚做完手术的患者，双靶是否也得出一样的结论，科学家们开展了代号为"APHINITY"的临床人体研究，证实了在一些病情严重的患者中，确实双靶比单靶效果好。所以从 2018 年开始，美国和欧洲的乳腺癌临床治疗指南中，明确了对于病情比较严重的患者，建议使用双靶治疗。

哪些人适用双靶治疗？

目前，双靶治疗在高危的 HER-2 阳性患者中应用是国际上的标配方案。那么哪些患者是高危的人呢？目前国际上公认的是有淋巴结转移的，或者无法手术需要先化疗再手术的患者。对于高危人群的筛选，是一个不断临床验证的过程，未来会与时俱进，也会有更深入的研究。

目前以下人群推荐使用**双靶治疗**：

● 对腋窝淋巴结阳性的患者，推荐使用帕妥珠单抗和曲妥珠单抗双靶治疗。

● 腋窝淋巴结阴性，但是肿瘤 > 2 cm 且伴有高危因素，可以考虑双靶治疗。

注：腋窝淋巴结阴性，肿瘤 > 2 cm 但无其他高危因素，以及腋窝淋巴结阴性，激素受体阳性，则可考虑单靶治疗。

> **小贴士 tips**
>
> HER-2 阳性乳腺癌一定要用靶向治疗药物，且无论是单靶还是双靶，都要和化疗联合使用。但并不是所有的 HER-2 阳性乳腺癌都需要双靶治疗。

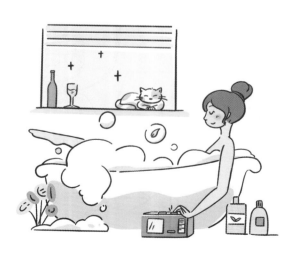

29. 曲妥珠单抗治疗1年需要多少支？花多少钱？

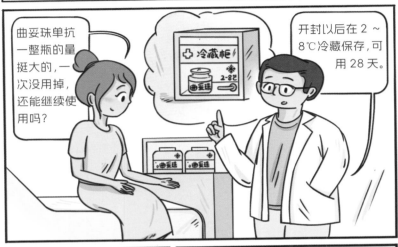

曲妥珠单抗一整瓶的量挺大的，一次没用掉，还能继续使用吗？

开封以后在 2～8℃冷藏保存，可用 28 天。

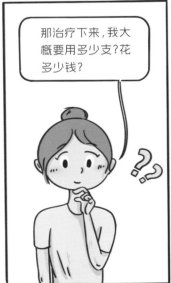

那治疗下来，我大概要用多少支？花多少钱？

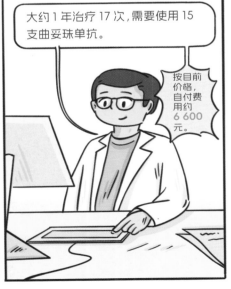

大约 1 年治疗 17 次，需要使用 15 支曲妥珠单抗。

按目前价格，自付费用约 6 600 元。

计算曲妥珠单抗的用量、花费

简单估算方法：

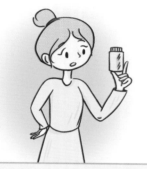

患者：XX
体重：60 kg
方案：每 3 周治疗 1 次
次数：1 年治疗 17 次

第 1 个疗程：

每次剂量(mg)
= 体重 ×8
=60×8
=480 mg

第 2 ~ 17 个疗程：

每次剂量(mg)
= 体重 ×6
=60×6
=360 mg

治疗 17 次的总剂量(mg)=480 mg+360 mg×16=6 240 mg

结论

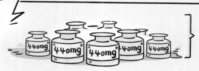

15 支

曲妥珠单治疗 1 年的费用：
1 支曲妥珠单抗单价约 5 500 元,1 年需要使用 15 支,以上海为例,
费用约 6 600 元(扣除医保以外的自费部分)。

曲妥珠单抗是于 2005 年在中国上市，那时候还没有进医保，大概几万元一支，即使是现在进医保，价格降低了，大概一支也要 5 500 元（以上海为例，癌症大病医保患者自付费用比例为 8%，即一支约自付 440 元。实际个人付费比例请以当地医保为准），但是考虑到靶向药物治疗的疗程都要满一年（按 3 周方案计算，大约是 17 次），对于普通老百姓也是一笔很大的费用。为了不浪费药物，每次使用后，剩余药物需在 2～8℃保存，保质期 28 天（刚好下个周期内有效）。

当天室温下（30℃以下），加入盐水中使用，曲妥珠单抗可以稳定保存 24 小时。所以，输液温度不会影响疗效的。

小贴士
tips

另一种针对 HER-2 阳性的靶向治疗药物帕妥珠单抗，也是需要冷藏保存的。但是它是整支使用，不存在剩余药量问题，当天医院药房拿药，当天就输液，不存在回家冷藏保存问题。

赫赛汀曲妥珠单抗为了配合中国多次使用的特殊国情，在药品中添加了防腐剂，曲汉曲优妥珠单抗则未添加防腐剂，两者的疗效理论上一致，有过敏体质的可选用无添加剂剂型。

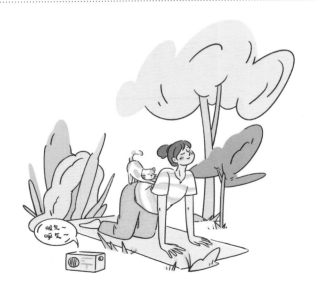

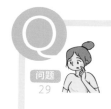

医生，我是 HER-2 阳性乳腺癌，双靶 + 化疗 + 手术都做了，还是有癌细胞残留，还有什么办法吗？

可以使用第三代 HER-2 靶向药物恩美曲妥珠单抗。

恩美曲妥珠单抗作用机制

第三代 HER-2 靶向药物恩美曲妥珠单抗，和"曲妥珠单抗""帕妥珠单抗"药物作用机制不一样。前面两代双靶药物，作用都是作为纯粹的靶点定位，是一定要和化疗药物一起使用，才会发挥更大的治疗效果。而第三代药物恩美曲妥珠单抗，是在第一代曲妥珠单抗分子上，嫁接上一个化疗药物（代号 DM1），也就是说，第三代 HER-2 靶向药物，是自身携带化疗药物的。它是利用曲妥珠单抗的定位作用，把"DM1"的化疗药物，精准运送到带有 HER-2 靶点的乳腺癌细胞内，进行精准攻击。就像在定位跟踪器上，安装了带有"化疗药物"的导弹。所以使用恩美曲妥珠单抗的患者，不再需要使用其他化疗药物。

恩美曲妥珠单抗的不良反应

恩美曲妥珠单抗的副反应比"双靶 + 化疗药物"大，而治疗效果相当。所以目前双靶 + 化疗药物组合，仍然是病情比较严重的 HER-2 阳性早期乳腺癌患者的首选方案。

因为包含了化疗药物 DM1，所以恩美曲妥珠单抗，除了具有曲妥珠单抗的不良反应外，还有血小板减少、肝脏毒性、神经毒性等特殊的化疗药物不良反应。

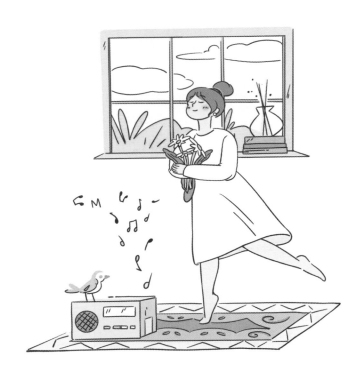

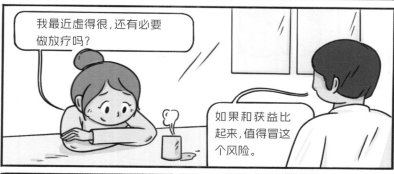

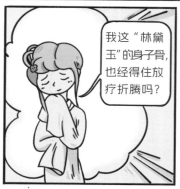

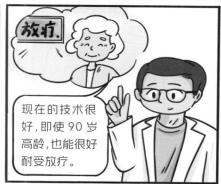

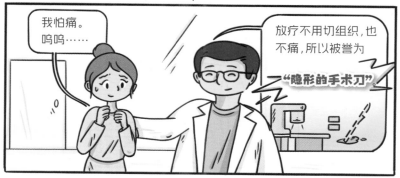

① 乳腺癌的放疗部位

主要有几种情况:

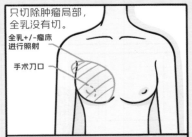

只切除肿瘤局部,
全乳没有切。

全乳+/-瘤床
进行照射

手术刀口

1. 保乳手术的术后放疗

tips: 现在技术改进,部分保乳
手术患者也可局部乳房放疗了。

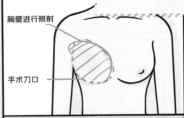

全乳腺都切除了。

胸壁进行照射

手术刀口

2. 改良根治术或根治术
后复发的术后放疗

tips: 预防复发。

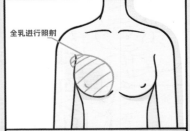

全乳进行照射

3. 不具备直接手术条件
时的放疗

tips: 让病灶局限、缩小,让炎
性过程消失,制造手术机会。

锁骨淋巴区

内乳淋巴区

腋窝淋巴区

4. 腋窝和锁骨上淋巴结
区、内乳区的放疗

tips: 这些部位如果病情需要就
做放疗,如果不需要则不做。

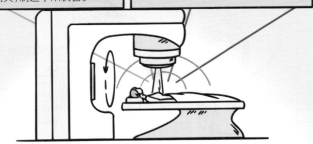

放疗的几种射线

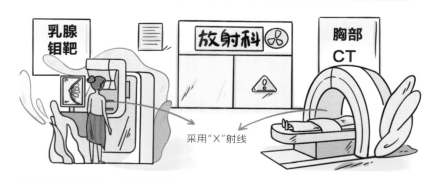

采用"X"射线

1. 辐射很小。 2. 对人体的损伤几乎可以忽略不计。 3. 用于日常的影像检查。

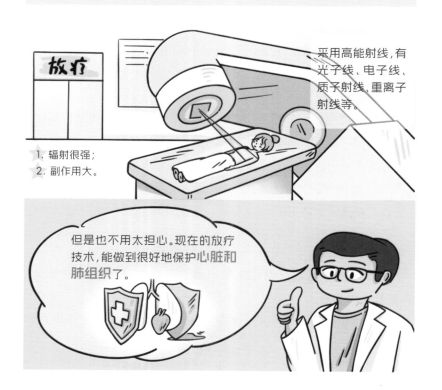

采用高能射线,有光子线、电子线、质子射线,重离子射线等。

1. 辐射很强;
2. 副作用大。

但是也不用太担心。现在的放疗技术,能做到很好地保护心脏和肺组织了。

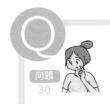

问题 30

医生，化疗很痛苦，我已经很虚弱了，我现在还要做放疗，副作用大吗？

A 放疗肯定有辐射，肯定有副作用。但是如果和获益比起来，值得冒这个风险。就好比我们也没有因为担心石油枯竭问题而不开汽车。

放疗

放疗，是放射治疗的简称，就是用我们肉眼"看不到的光线"（就是射线）来消灭癌细胞。它是利用射线的电离辐射作用，让射线照射区域的细胞 DNA（生物体内基因的主要组成部分）发生断裂，从而导致细胞的死亡。

我们做乳腺钼靶和胸部 CT 检查，所采用的"X"射线就是其中的一种。只不过"X"射线的辐射能力很小，对人体的损伤几乎可以忽略不计，可用于我们日常的影像检查。

而放疗用的是高能射线，辐射很强，常用的有光子线、电子线、质子射线、重离子射线等。

放疗的简单步骤：

第一步：放疗定位。通过定位机器，在患者放疗区域进行标记（会在皮肤上画记号）。

注意：定位前要洗澡，定位后则不要洗澡，以免定位标记的记号被洗掉。

第二步：采集数据后，放疗团队在胸部（乳房或淋巴位置）勾画

出所要精准照射的区域并计算辐射剂量。我们称为制订放疗方案。（和患者无关，由专业医生做）

第三步：一般定位后 2～3 天（和医生的工作效率有关），开始放疗。

放疗一般都是每天一次，一次放疗时间 5～10 分钟。总疗程有 1 周方案、2 周方案，还有 4～5 周方案不等，不同病情放疗的总疗程时长不同。

放疗的注意事项：

● 放疗虽然对人体损伤不大，但也有一定副作用，最明显的就是放射区域皮肤的反应：红斑、色素沉着、脱皮、水肿等，还有少部分人出现全身乏力、恶心等。但是很少出现白细胞下降和脱发。

● 现在随着新的放疗设备精准度和放疗技术的提高，能做到很好的对心脏和肺组织的保护，所以即使 90 岁高龄患者，也能很好耐受放疗。

● 放疗并不是对所有肿瘤都有效。乳腺癌属于对放疗比较敏感的肿瘤，因此放疗已成为乳腺癌手术以后重要的综合治疗手段之一，能消灭肉眼看不到的隐藏的癌细胞。就像紫外灯做房间消毒一样。

小贴士 tips

放疗一般用于乳腺癌局部复发风险和远处转移风险较高的患者。保乳手术患者，无论病情轻重，都必须做放疗。

31.乳腺癌放疗前的准备

1. 积极与医生沟通

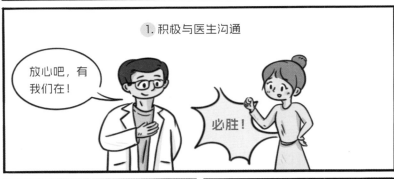

放心吧，有我们在！

必胜！

2. 缓解压力和焦虑

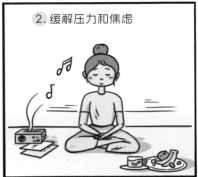

3. 充足睡眠时间

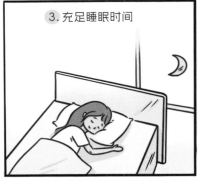

4. 加强营养

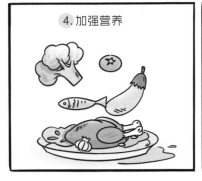

5. 做好肌肤护理

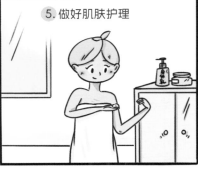

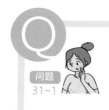

Q 医生，为什么我开完刀后还需要做放疗，什么时候开始放疗比较好？

A 是否需要放疗，和手术方式、病情有关，因人而异。放疗时间为尽早开始。

哪些人需要放疗？

有以下情况的早期乳腺癌患者，医生会推荐术后放疗：

- 保留乳房的患者。
- 有淋巴结转移的患者。
- 没有淋巴结转移，但是肿瘤比较大，比如超过 5 cm。
- 某些比较容易复发和转移的三阴性和 HER-2 阳性乳腺癌患者。
- 若肿块大于 2 cm，并伴有脉管癌栓或增殖指数高等。

> **小贴士 tips**
>
> 早期乳腺癌患者做放疗的目的是，预防癌细胞的复发（接受射线照射的部位就是乳腺癌细胞容易复发的地方）。

术后什么时候开始放疗？

1 手术后，需要化疗的患者

这类患者的病情相对都比较严重，理论上，越早开始放疗越好。但是考虑到患者化疗后，身体比较虚弱，为了能很好地完成放疗，一般建议患者在化疗疗程全部结束以后，休息 1～2 周，等白细胞恢复正常，再进行放疗。

2 手术后，不需要化疗的患者

这类患者的病情一般相对较轻，那么开始放疗的时间可以放宽到术后 1～3 个月。

3 先化疗再手术的患者

术后只要创口完全康复，要尽快放疗。所以术后拔管以后，要尽早锻炼好患肢，以免影响放疗时间。

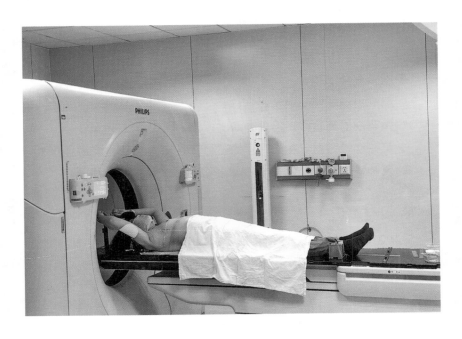

小贴士
tips

　　无论哪种情况，放疗有必要的体位要求：患肢能在躺平时平外展 90°，双手抱头，胳膊肘向两侧平展开，像蝴蝶的双翅一样。

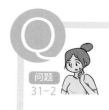

问题 31-2

Q 医生，我刚结束化疗，要准备放疗了。放疗可怕吗？对我会有影响吗？我该怎么做好不良反应应对呢？

A 只对照射区域的皮肤及内脏有一定的影响，但是影响不大，这些影响会慢慢消失的。

放疗的不良反应

放疗的不良反应比前面提到的化疗不良反应要小很多很多。化疗药物进入人体，是全身流通的，而放疗是用高能量射线来杀灭癌细胞，其不良反应就仅局限在照射区域的人体器官。

1 照射区域皮肤损害

（主要表现）皮肤色素沉着、汗毛脱落（皮肤散热消失）、红斑、皮肤水肿、水泡、破溃等。

（处理）放疗期间，避免阳光直接照射，穿宽松透气的纯棉衣服，减少出汗，保持皮肤干燥。沐浴时，用清水轻柔冲洗，忌用肥皂或沐浴露。大多数不需要特殊处理，一般 3～6 个月以后会慢慢恢复正常。

2 食管损伤

（主要表现）喉咙吞咽不舒服。

（处理）这段时间尽量进食软食物，一般 1～2 个月就会慢慢好转，无需紧张。

3 肺部损害

放疗可能会涉及乳腺区域附近的一部分肺组织。但是随着现代放疗技术和设备的提升，射线的精准度越来越高，现在肺损害越来越少。

（主要表现）干咳、呼吸不顺畅、气短胸痛等。

（处理）轻症，无需处理，自行会慢慢好转。可以网购雾化机器，进行家庭雾化吸入，以及适当氧疗。重症的，一般采取激素治疗，也可很好控制病情。

（提醒）如果有体温升高要及时去放疗科或呼吸科就诊。

4 心脏损害

放疗可能涉及乳腺区域靠近心脏的部分，尤其是在左侧乳腺癌的治疗中。但是随着现代放疗技术和设备的提升，射线的精准度越来越高，现在心脏损害已经越来越少了。

（主要表现）胸闷、心脏跳动不适。

（处理）心电图、心脏超声检查，以及对症处理。

小贴士 tips

放疗会对照射区域的胸骨骨髓有影响，有少数人也会出现白细胞下降。所以化疗结束以后一般休息 1～2 周，等白细胞恢复正常，再进行放疗。

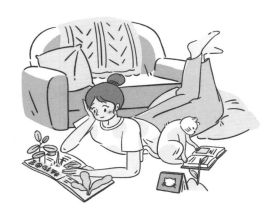

32.乳房假体重建后，能做放疗吗？

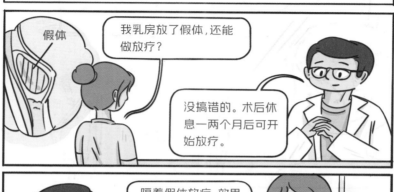

假体

我乳房放了假体，还能做放疗？

没搞错的。术后休息一两个月后可开始放疗。

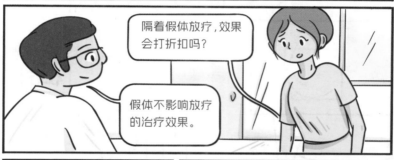

隔着假体放疗，效果会打折扣吗？

假体不影响放疗的治疗效果。

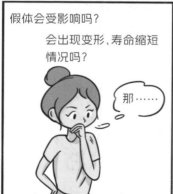

假体会受影响吗？

会出现变形、寿命缩短情况吗？

那……

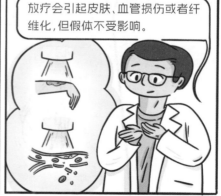

放疗会引起皮肤、血管损伤或者纤维化，但假体不受影响。

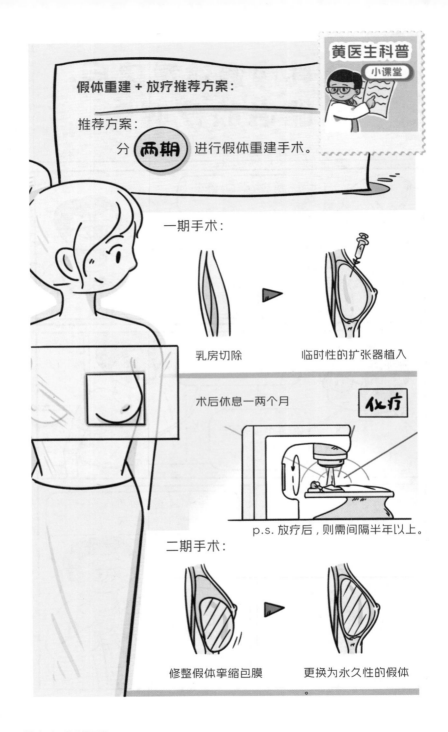

假体重建 + 放疗推荐方案:

黄医生科普
小课堂

推荐方案:

分 两期 进行假体重建手术。

一期手术:

乳房切除　　临时性的扩张器植入

术后休息一两个月　　化疗

p.s. 放疗后,则需间隔半年以上。

二期手术:

修整假体挛缩包膜　　更换为永久性的假体

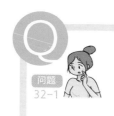

医生，我好不容易做了重建，现在要去放疗了，隔着假体放疗，效果会不会受影响？我还听说放疗的患者皮肤都会红肿，那我这假体，是不是白做了？

假体植入物，并不影响放疗的治疗效果，不用过分焦虑。只是放疗本身会引起皮肤、血管的损害及纤维化，放疗的射线也会影响硅胶假体的使用寿命。

很多无法保乳的乳腺癌患者，因为外形需求，会选择乳房切除后行乳房重建手术（我们称为同期或Ⅰ期重建）。不同的乳房重建手术方式，对后续治疗的影响都各不相同。假体植入物的乳房重建术，因为手术难度系数低、手术损失相对较小，目前应用最为广泛。

乳房假体重建后，疗效受影响吗？

现在国际上通用的乳房重建的假体，是硅胶材质，常常是放在胸部肌肉的后方，当然现在也有放在胸肌前面的做法。很多患者就会顾虑，"放疗的射线，从皮肤穿透照射到硅胶假体表面，肯定会受到阻碍，导致假体后方的射线剂量减弱，而且还有射线反弹情况出现，导致射线分布不均匀"。随着现在医疗设备和放疗技术的提高，尤其是已经累积了丰富的假体重建经验，原来的放疗射线分布曲线得到了很好的改进，已经弥补了这方面的缺陷。2019 年国际上发布了针对假体重建术后的放疗靶区勾画指南。

放疗的射线是否会影响重建后外形美观？

根据目前的临床实践观察，放疗后近期（6 个月内）乳房皮肤会发生不同程度的色素沉着（变黑）、红肿、皮肤破损，以及假体的包膜挛缩（就是假体周围形成蛋壳样的疤痕，让假体外形皱缩、手感变硬、假体移位、假体外漏等）。一般 6 个月以后皮肤的色泽、弹性会逐渐恢复，但是包膜挛缩不会缓解，有时会随着时间迁延而加重，从而降低了乳房重建的美学效果。

（推荐方案）对于手术以后，需要接受放疗的患者，可以考虑分两期进行假体重建手术。一期是乳房切除的时候，先植入临时性的扩张器；等放疗结束以后，一般间隔半年以上，再进行二期手术，同时对因放疗导致的假体挛缩包膜进行修整，再更换为永久性的假体。

医生，我是做保乳手术的，放疗结束后，有什么需要注意的？

随着乳腺癌患者的保乳意愿越来越高，放疗患者的比例也在逐步上升，有很多共性问题，简短归纳如下。

1 放疗后，多久可以游泳？

一般放疗结束以后，皮肤会有红肿乃至脱皮现象，所以一般 1 个月以内，尽量不要泡水。1 个月以后等皮肤脱皮好转了，就可以泡水了。但是有些人皮肤比较嫩，等了 1 个月了皮肤脱皮情况还是没见好转，怎么办？别心急，那就再等 1 个月再下水游泳。

2 放疗后，能坐长途飞机吗？能爬山吗？能进高原地区吗？

因为放疗对肺有轻微的损伤，放疗刚结束1个月以内，建议不要到高空低压区域，比如坐长途飞机、爬山、高原地区。因为高空低压，容易引起肺水肿。根据临床经验，一般放疗结束1个月以后，就没有问题了。但是个体情况因人而异，建议先咨询主管医生，以充分评估心肺状态。

3 放疗后，多久能洗澡？

放疗期间及放疗结束4周内，不要用肥皂和沐浴液等刺激物搓洗放疗区域，可用流水冲洗，自然晾干，不要擦拭，避免标记线模糊。但是如果有皮肤破损的，千万别碰水。

4 放疗后，多久回主刀医生处就诊？

如果后续需要内分泌治疗的患者，一般放疗疗程结束前1周到主刀医生门诊就诊，提前做内分泌治疗的准备工作，比如测骨密度、抽血等。等放疗结束了，内分泌用药正好就可以"无缝接档"上了。

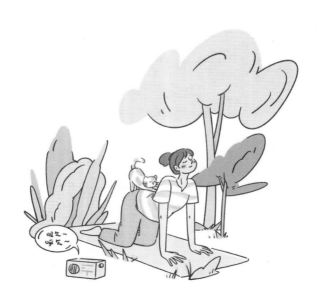

第 5 章

乳腺癌治疗的不良反应应对措施

今年目标

选择成为自己最爱的模样

为自己穿上那些美丽的衣裙

轻轻地点缀一抹妆容

为每一个努力的日子增添一份自信

在忙碌之余

别忘了留下些时光，仅属于自己

跟随内心的指引，勇敢前行

因为你值得拥有这样的人生

你值得被这个世界温柔以待

@浅浅治愈日记

33. 淋巴是什么？为什么术后容易淋巴水肿？

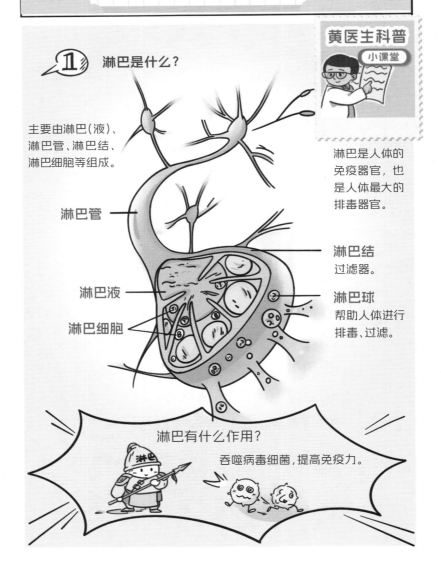

① 淋巴是什么？

黄医生科普 小课堂

主要由淋巴（液）、淋巴管、淋巴结、淋巴细胞等组成。

淋巴是人体的免疫器官，也是人体最大的排毒器官。

淋巴管

淋巴结
过滤器。

淋巴球
帮助人体进行排毒、过滤。

淋巴液

淋巴细胞

淋巴有什么作用？

吞噬病毒细菌，提高免疫力。

腋窝淋巴结清扫后容易造成淋巴水肿

人体淋巴有 800 多个，人体三大淋巴主要分布在颈部、腹股沟、腋下。

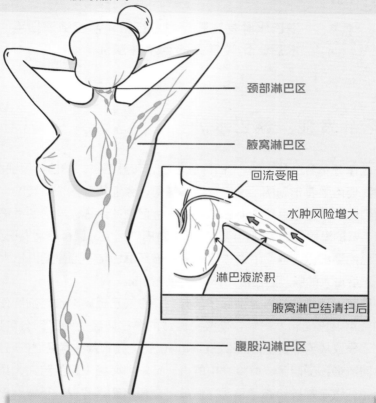

颈部淋巴区

腋窝淋巴区

回流受阻

水肿风险增大

淋巴液淤积

腋窝淋巴结清扫后

腹股沟淋巴区

淋巴水肿体征评估：

 轻度水肿　　患侧上肢周径——健侧上肢周径 **< 3 cm**

 中度水肿　　患侧上肢周径——健侧上肢周径 **= 3~5 cm**

 重度水肿　　患侧上肢周径——健侧上肢周径 **> 5 cm**

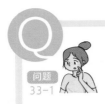

Q 问题 33-1 医生，我术后出现手臂水肿，这是为什么？

A 淋巴水肿是乳腺癌患者行腋窝淋巴结清扫手术后，比较常见的手术并发症。

术后并发症：淋巴水肿

人体分布着三种"脉"，即静脉、动脉和淋巴管。淋巴管很细小，一般我们肉眼看不到的。淋巴管像蜘蛛网，会汇集到一个中转站，就是我们说的淋巴结；每个淋巴结负责一片区域的淋巴。乳房的淋巴管道和手臂的淋巴管道，都是经过同一个淋巴结区域，就是腋窝淋巴结。乳腺癌的癌细胞，通常沿淋巴管逃窜并破坏淋巴结，汇聚到淋巴大管道，然后进入静脉，随血液循环进行全身播散。

腋窝淋巴结清扫，是清除了部分有隐患或已经确诊被癌细胞侵犯了的腋窝淋巴结和淋巴管，使腋窝区域的淋巴网络受到了部分破坏。因此，导致从手掌到手臂的淋巴结和淋巴管，在进入腋窝区域的时候，淋巴回流通路受阻了，就像途中的汽车行驶到必经之路的跨海大桥突然断了，汽车都被堵在了桥头，造成了交通堵塞。同理，手臂淋巴管的淋巴回流受阻，部分血液就不能回流到正常的血液循环中，就只能留在组织中，因而导致手臂肿胀症状出现。

如何缓解淋巴回流受阻？

一种是依靠人体的**自我修复机制**：机体调用"备用通道"——通过其皮下或从其他没有损伤的淋巴管道绕道走，来恢复淋巴回流。

另一种是**外部干预措施**：有些患者一直修复不了，淋巴结水肿就会特别厉害，这时候要及时就诊，通过科学的康复治疗来帮助修复。

虽然淋巴回流受阻，但是平时注意保护被保留下来的腋窝淋巴结，还是足够维持我们人体正常的功能状态的。所以在平时的生活中，要特别注意保护被保留下来的淋巴结，才能尽可能缓解淋巴回流受阻。

虽然腋窝淋巴结清扫以后，会增加手肿的概率，但是大家也不用过分紧张，在日常生活中，使用患侧手臂进行刷牙、洗脸、烧饭、洗衣服、开车、写字等都是没有问题的。只是不能和未手术前那样，给患肢太大负荷的工作量。

> **小贴士 tips**
>
> 　　20 世纪 90 年代探索出腋窝前哨淋巴结活检的手术方式，其目的就是尽量减少腋窝淋巴结的破坏。

医生，我听说乳腺癌术后容易手肿？我平时应该如何预防？

A 并不是所有乳腺癌术后的患者都会发生手臂浮肿，只有做了腋窝淋巴结清扫术后有可能发生手臂浮肿。避免手肿的最有效的方法，就是提前预防。

忌：

　● 避免手提或肩挑重物，尽量不做需要手臂肌肉使劲的活儿。

　● 避免手臂直接受热，例如热水浴、用很热的水洗碟子、长时间的熨烫、长时间的日光浴等。

　● 避免使用肩挎包。

　● 避免穿着袖口较紧的衣物或将胸罩的带子弄得太紧。

- 避免过紧穿戴戒指、手镯、手表等首饰。
- 避免在术侧上肢进行药物注射、测量血压等操作。
- 避免在腋窝下淋巴结区域进行皮下注射或针刺治疗。

宜：

- 注意护理患侧手臂。因为腋窝手术会引发腋窝组织的粘连和疤痕压迫。所以平时按摩腋窝区域，最好每天 3 次，一次 10～20 分钟，目的是松解疤痕的压迫。

- 注意防护患侧手臂，尤其要避免手臂感染。一旦皮肤有破口就会引发感染，就会很快出现淋巴回流障碍，引发淋巴管炎症。假如在做菜或吃大闸蟹时手被划破感染了，短期内会出现手部肿胀、发红、发烫，这种情况要马上到急诊室抗感染治疗，一般输液至少 7～10 天，要等体温正常，而且手部皮肤的温度正常了 3 天，才能停药，否则很容易复发。每复发一次，就会手肿一次。等抗感染治疗结束以后，大部分患者的手臂会慢慢恢复。

- 应经常活动手臂，也可适当做点家务活或工作，如洗碗、拖地。

- 睡觉时应将手臂置于高于心脏的位置上，譬如用几个枕头将手臂垫高。但要注意，要将整个手臂支撑起来，而不要单撑下臂。

- 穿宽松的衣袖，避免压迫手臂。应适当调整胸罩松紧度，必要时，可将带子加宽或加一衬垫。可以带弹力袖套，或多做高抬手的动作，促进手臂淋巴向腋窝淋巴结的回流。

- 应在活动时戴一副工作手套。由于循环放慢的缘故，所以手上的皮肤稍有破伤，例如割破、裂开、烫伤、被荆棘划伤等，就会出现较难愈合的情况。因此手或手臂负伤后，当及时采取消毒措施，例如碘溶液消毒，若手头没有消毒液，纯酒精也可以。

> **小贴士 tips**
>
> 只要坚持正确的锻炼和适当注意手臂的休息，可使 70%～80% 的浮肿手臂恢复原样。进一步的治疗方法是手臂上戴有弹性的袖套。

34.如何减轻化疗副作用?

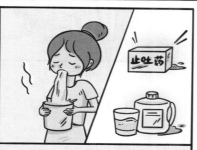

1. 恶心、呕吐:

给药后 24 小时内发生或持续数天。止吐胜在预防,请听医嘱吃止吐药。**一定要多喝水！多喝水！**

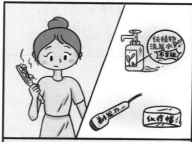

2. 掉发:

一般在化疗第14天开始掉发,建议可以**剃头或戴上化疗帽**。尽量选择**不含硅的纯植物洗发水**。

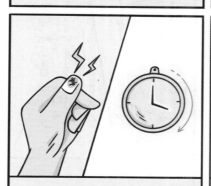

3. 指甲发黑:

严重的时候可能一碰就疼,没办法剥东西。化疗结束后会**慢慢恢复**。

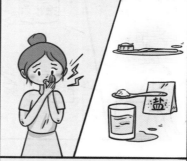

4. 口腔的改变:

若出现口腔溃疡或牙龈出血,不止疼痛,还有感染风险。尽量用**柔软牙刷**,**温盐水漱口**,若口疮难以痊愈,需联系医生用药。

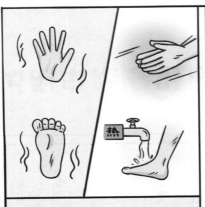

5. 手脚发麻：

可以**搓一搓**或者用**温水冲一冲**缓解一下。有时候还会有痒意，大概几分钟会平复。

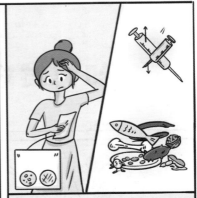

6. 白细胞及血小板低：

前文有介绍，可以**食补**或者打"**升白针**"等。

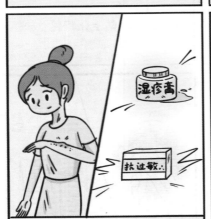

7. 过敏、疹子：

可以涂一些**湿疹膏**缓解。假如身上大面积起疹子，也不用慌，小问题而已，可联系医生，服用**抗过敏药物**可以解决与控制。

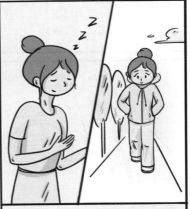

8. 疲惫、无力：

大部分人会觉得很累，想睡觉，身体发沉、无力，反应迟钝。可以通过**适当锻炼**来减轻这种疲惫感，比如**快走**、**散步**。治疗结束后症状会逐渐消失。

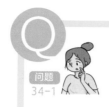

 医生，现在在做化疗，呕吐得厉害，能有办法缓解吗？

A 有很多办法和药物。预防用药很关键。

化疗不良反应：呕吐

呕吐是化疗过程中最常见的不良反应。化疗，是用能杀灭癌细胞的有毒药物来进行癌症治疗。这些有毒的药物，在杀灭癌细胞的同时，对人体的正常细胞也进行杀伤，就出现了化疗的不良反应。不同的化疗药物的不良反应都不一样；同一个化疗方案，由于不同的患者体质不同，药物反应也不相同。

在化疗输液前用些预防呕吐的药物，可以减少化疗后呕吐的发生。化疗后出现了呕吐，等化疗药物慢慢被人体代谢、排出体外，呕吐反应就会消失。不同的化疗方案、不同的个人，化疗呕吐持续的时间都有差异。以"红药水"蒽环类举例，化疗 6 个小时以后会出现呕吐，常常是化疗后第 2 天症状最明显，一般持续 2～3 天，严重者可持续 7 天。

哪些药物容易引起呕吐？

乳腺癌相关化疗药物中，按照引起恶心、呕吐的程度，可分级为高致吐、中致吐、低致吐、轻微致吐药物，其中"红药水"蒽环类、环磷酰胺都属于高致吐风险药物，卡铂属于中致吐风险药物，多西他赛、T-DM1、紫杉醇、艾日布林、吉西他滨属于低致吐风险药物。致吐风险越高，使用止吐药的强度和数量越多，比如"红药水"一般采用 5-HT3 受体阻滞剂（比如昂丹司琼、盐酸帕洛诺司琼）+ 地塞米松 +NK-1 受体拮抗剂（阿瑞匹坦、氟沙匹坦）三联方案，有时候还需加上奥氮平形成四联方案。

发生呕吐，怎么办？

呕吐期间如果胃口很差，甚至出现一喝水就吐的情况，就需要到附近的医院进行常规输注盐水、补充液体和电解质，然后慢慢恢复正常的进食、进水。

值得注意的是，呕吐本身不可怕，可怕的是呕吐反应中会出现血压升高，呕吐导致无法进食、无法进行营养补充，出现后续白细胞降低等连锁反应。所以化疗引起的呕吐，一定要引起重视。呕吐期间，饮食要清淡，防止油腻的食物再次诱发呕吐。此外，还要多喝水，促进化疗毒性药物排泄；也要注意休息，避免劳累。牢记："你痛苦，癌细胞更痛苦。8 个疗程化疗，就是'八年抗战'，熬过来了，就涅槃重生了。"

> **小贴士 tips**
>
> 缓解化疗引起的呕吐，关键措施是在化疗前预防性使用止吐药，同时饮食要清淡，还要多喝水，促进化疗毒性药物排泄。

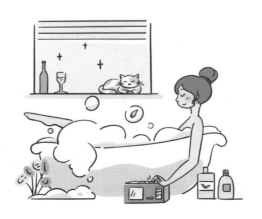

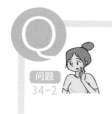

医生，我做了化疗以后，经常感觉手脚麻麻的，有时候走路时脚踩下去就像踩棉花的感觉，怎么办？

A 这是紫杉醇类药物很常见的副作用，是感觉神经的毒性反应之一。

化疗（紫杉醇类药物）不良反应：发麻

通常我们所说的乳腺癌化疗药物——"白药水"有两种：一种是多西他赛，每 3 周用一次；另一种是紫杉醇，每周用一次或每 2 周用一次。这两种药物的副作用和"红药水"（蒽环类药物）不同。"红药水"的副作用主要是呕吐反应比较剧烈，而白药水是神经毒性反应比较厉害，尤其是紫杉醇，对人体的末梢神经损伤比较大。乳腺癌患者使用"白药水"化疗后，主要表现为手脚感觉麻麻的，有时候走路时脚踩下去就像踩棉花的感觉；手觉得有麻胀感觉，触觉不像以前那么敏锐了；有些患者肠道末梢神经会受影响，老觉得肚子胀，消化不好，或者会拉肚子。这些都是"白药水"化疗引起的副作用，并不是癌细胞在扩散，大家不要惊慌。有些患者神经抗毒能力比较强，上述副作用不明显；有些患者神经抗毒能力较差，用了化疗药后比较明显。

发麻了，怎么办？

有什么方法能减缓化疗后的神经毒性反应呢？很遗憾，目前还没有发现特别有效的药物能很好地缓解化疗后的神经毒性反应。但是并不是说我们对此"无所作为"。平时需要注意：手脚的保暖，多用暖手宝和多戴手套，避免接触冷水、戴口罩避免冷空气刺激；饮食方面尽量少食用辛辣刺激食物；平时少用酒精消毒，避免刺激皮肤；化疗药物输注时尽量避免从外周静脉输液，尽量植入 PICC 或者输液港从中心静脉输液；紫杉醇类药物尽量延长静滴给药时间；必要时延长化疗间隔、减少药物剂量，甚至停药。药物方面，如度洛西汀、巴氯芬、谷氨酸、氨磷汀、Omega-3、视黄酸、拉呋替丁等是可选药物。

小贴士 tips

化疗副作用会随着化疗结束以后而逐渐消失，身体会慢慢康复，康复的时间长短和个人的体质有关。

医生，我每次化疗后，小便都是红色的，我担心是不是弄出了其他毛病了？

这是化疗引起的膀胱损害现象，是一过性的，别担心，会慢慢恢复的。

化疗药环磷酰胺不良反应：膀胱损害

乳腺癌患者化疗后小便变红，主要与环磷酰胺这种化疗药物有关。环磷酰胺对人体的膀胱有损害作用，主要原因是其非活性代谢产物丙烯醛，会引起尿道出血，损伤的程度存在个体差异。化疗过程会让原来身体"薄弱"地方更加"脆弱"，进而出现各种并发症，如果是原本泌尿系统就不太好的患者，化疗药物打了以后，会加重泌尿系统的损害，引起出血性膀胱炎、膀胱黏膜损伤等不良反应，进而出现血尿。

临床中主要并发症为无菌性出血性膀胱炎，主要表现为肉眼或镜下血尿、排尿困难、尿频和尿急。少数情况下，也可能引起膀胱纤维化和移行细胞癌。

小便变红，怎么办？

尿液变红了，别紧张，要多喝水，通过大量的小便把这些红色的尿液排出去，就没有问题了。如果小便量比较少，这些化疗废物会堵塞尿路，引起后续的不良反应。一般情况下，不需要特别担心，因为人体会自行慢慢修复损伤的膀胱和尿路，不需要特殊药物处理，不用紧张。

> **小贴士**
> **tips**
>
> 化疗期间和化疗结束的 3 天内，化疗药物的代谢产物，会从人体的大便和小便、汗液中排出。要多冲洗马桶，换洗衣物最好独立清洗，勿与婴幼儿衣物混洗。

问题
34-4

医生，我化疗后怎么月经都不来了？

这是化疗常见的现象，不用紧张。

化疗不良反应：闭经

化疗期间出现月经停止，不来例假，我们称为"化疗诱导的闭经"。这是因为化疗所使用的这些毒性药物，经过人体血液流经全身，在杀灭癌细胞的同时，对卵巢也产生了一些毒性作用，出现了闭经的假象。这是常见的化疗反应，等全部化疗疗程结束以后，有些人会恢复月经，有些人会彻底进入绝经后的状态。在化疗结束以后，如果患者年龄比较年轻，没有在围绝经期的话，月经会逐渐的恢复；像 ≤ 40岁的患者，大概有 90% 的概率，会在化疗结束的 1～2 年内恢复原来的月经周期。而一些围绝经期的女性，经过化疗以后，可能月经并不会再恢复，而直接进入绝经后状态；比如 45 岁以上的患者，绝大多数在化疗以后就不再出现月经了。

化疗不仅会导致闭经，还会引起月经周期（月经提前或延后）和月经量的改变（月经量增加或减少），这都是很常见的化疗副作用。

目前认为，化疗的疗效与月经周期的改变（乃至闭经）没有必然联系。

小贴士
tips

经期并不是不能化疗，而是化疗有可能会引发血小板功能障碍，导致月经量增加，失血加重，体质虚弱，不利于化疗后康复。所以，化疗一般最好避开月经量大的那几天。

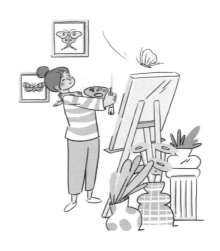

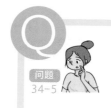

Q 问题 34-5 医生，大家都说化疗药水最毒了，那么多药水打下去，我身体吃得消吗？对内脏有什么影响吗？

A 有一定的影响，但这也是人体能耐受的程度。

"以毒攻毒"——肝肾心肺也受伤

化疗是采用"以毒攻毒"的方式，进行治疗。化疗药物进入人体，必然会对人体的内脏产生一些不好的影响。但是人体是智能生物，具有自我调整和修复能力。只要熬过有限次数的化疗以后，机体都会慢慢恢复正常状态。只有一小部分人群，因为原本机体某些器官的耐受性不是很好，超过机体的极限，才会出现不良反应。

不同的乳腺癌化疗方案，会使用不同的化疗药物，不同的化疗药物具有不同的毒副作用，常见的不良反应表现和处理如下。

1 肝脏和肾脏损害

几乎所有的药物都是经过肝脏和肾脏代谢，都会或多或少对肝脏、肾脏有损坏。尤其中国是乙肝大国，本身很多患者就有乙肝基础毛病，在化疗期间更容易造成肝脏的损坏。

（**主要表现**）肝损害：皮肤和眼睛巩膜发黄、四肢乏力和上腹部不适等症状。

（**肾损害**）小便变黄、起泡沫，或小便变红；尿液变少；腰背疼痛明显。

（**处理**）一般化疗 1～2 个疗程，需要抽血检测肝功能和肾功能。

2 心脏损害

常见于"红药水"（蒽环类药物）、抗 HER-2 靶向药物、免疫治疗药物。

（主要表现）胸部不舒服、胸闷、跳动节律改变，血压改变。

（处理）测血压和心电图、抽血（测心肌蛋白和心肌酶谱）、心脏超声检测。

3 肺损害

常见于"白药水"（紫杉醇）和靶向治疗药物。

（主要表现）呼吸不顺畅、咳嗽、胸闷，引发肺炎、肺通气障碍等。

（处理）测血氧饱和度、血常规、C-反应蛋白，做胸部 CT 平扫，必要时监测肺功能。

> **小贴士 tips**
>
> 　不同的化疗药物，有不同的副作用。这些副作用通常都是可以逆转的。只要做好定期观察，都能安全渡过化疗期。

Q 问题 34-6 医生，我目前正在接受曲妥珠单抗靶向治疗。最近我有心慌的感觉，经常感觉心脏跳得很快，我很担心这跟服药有关，怎么办？

A 这是抗 HER-2 药物引起的心脏副作用。

不良反应：心慌

　　抗 HER-2 靶向药物，在杀灭癌细胞的同时，也会对心脏的心肌细胞产生损害。但是这些损害是可控的，当治疗结束以后，损害就会停止。所以在用靶向药物的时候，不需要常规检测血常规，只需要每 3 个月复查心脏超声就可以了。心脏超声报告里面有一个数值，叫作左心射血分数（LVEF），一般 50% 以上，我们就认为可以耐受靶向治疗。除了本身有高血压或心脏基础疾病的患者无法耐受靶向治疗，一般的乳腺癌患者，95% 以上的都能耐受靶向治疗，不需要特殊处理。

如果确实感到胸闷、心脏跳动不舒适，建议做心电图、心脏超声，同时去心内科门诊随访，予以相应药物控制即可。

抗 HER-2 靶向药物，除了心脏毒性以外，还会有其他相对少见的副作用，如下。

- 感冒样的症状：寒战、头痛、体温升高。
- 心血管反应：血管扩张、四肢和脸面部有水肿表现。
- 消化道反应：厌食、腹泻、呕吐等。
- 肌肉、骨骼的酸痛等。
- 皮肤症状：瘙痒、皮疹等。

小贴士
tips

抗 HER-2 治疗药物的副作用，绝大多数都是能耐受的，可以逆转的。等治疗结束以后，都可以慢慢调理恢复。

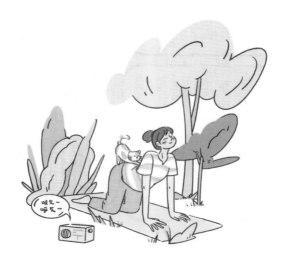

35. 如何应对内分泌治疗的副作用？

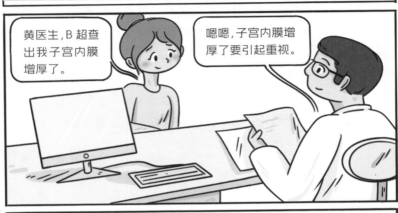

黄医生，B超查出我子宫内膜增厚了。

嗯嗯，子宫内膜增厚了要引起重视。

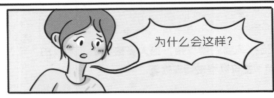

为什么会这样？

是他莫昔芬引起的副作用。

他莫昔芬是绝经前乳腺癌患者内分泌治疗中的主力军，会引起子宫内膜增厚、月经紊乱等。

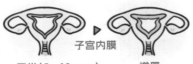

子宫内膜

正常 (5～10 mm)　　　增厚

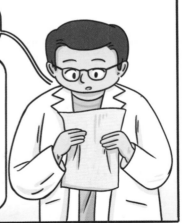

子宫内膜增厚

内分泌治疗常会引起子宫内膜增厚、月经紊乱等。

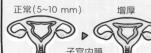

正常(5~10 mm)　　　增厚

子宫内膜

应对策略：p.s. 建议每隔 6~12 个月复查妇科 B 超。

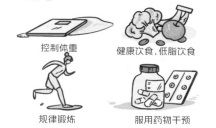

控制体重　　　　　健康饮食、低脂饮食

规律锻炼　　　　　服用药物干预

骨质疏松

内分泌治疗会降低雌激素水平，从而导致骨质流失。

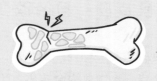

应对策略：

定期骨密度检测　　及时补充钙和维生素 D

增强体育锻炼　　　控制烟、酒摄入

体重增加

内分泌治疗过程常伴随血脂水平改变、体重增加等。

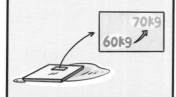

应对策略：

调整饮食结构，限制饱和脂肪酸等的摄入

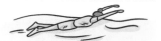

做有氧运动(走路、慢跑、游泳、跳舞、骑车等)维持或减轻体重

潮热

这也是比较常见的症状。

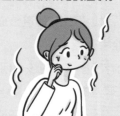

应对策略：

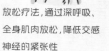

放松疗法，通过深呼吸、全身肌肉放松，降低交感神经的紧张性　　饮食上避免食用辛辣食物、含酒精和咖啡的食物

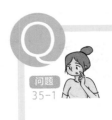

医生，我今年 42 岁，现在的治疗是口服他莫昔芬，最近发现例假来的时间不固定了，有时候 20 天，有时候 30 天，月经量有多有少，正常吗？

A 这是常见的他莫昔芬的副作用，不用担心。

内分泌治疗（他莫昔芬）不良反应：月经改变

他莫昔芬药物一般是用于绝经前的女性患者。绝经前的女性，体内的雌激素比较旺盛，服用他莫昔芬药物后，会在体内会转化为和雌激素分子结构很像的成分，会跟雌激素形成竞争关系，会优先和雌激素的受体结合，这样原本属于正常雌激素的位置就不会留给雌激素，导致有部分雌激素游离在血液里，所以这部分患者在日常检测性激素时就会发现雌激素水平往往偏高。雌激素水平的升高，会导致子宫内膜的增厚，所以只要每年定期随访妇科 B 超就可以了。

注意事项

对于以下情况患者，如果在正常的内分泌治疗期间出现"月经"，一定要谨慎再谨慎！

● 绝经后，口服芳香化酶抑制剂的患者，如果出现阴道出血，建议去妇科，排除子宫和阴道疾病，尤其要排除宫颈癌。

● 打去势针的绝经前患者，在正常有效治疗状态下，应该是闭经的。如果出现阴道出血或重新出现"月经"现象，要及时复查雌激素水平。

① 如果是雌激素水平恢复到绝经前，要分析雌激素升高的原因，

及时调整内分泌用药。

②　如果雌激素水平仍然是绝经后水平，那么建议去看妇科门诊，排除子宫和阴道的毛病。

小贴士
tips

对于仅口服他莫昔芬的绝经前患者，若出现月经的变化，无论是月经量、次数或者周期变化，都不影响治疗效果。

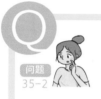

问题 35-2

医生，你没说我有骨转移啊，我只是服用依西美坦，那为什么也要用"骨头针"呢？

"骨头针"常用于两种病症，一种是骨转移，另一种是骨质疏松。你的情况属于后者。

"骨头针" 唑来膦酸盐

"骨头针"是通俗的表述，顾名思义是可以增加"骨头"的针，也就是增加骨质的药物。现在临床上乳腺癌患者常用的是唑来膦酸盐。该药原先是针对骨质疏松而研发出来的，后来发现对乳腺癌患者也有好处。通常情况下，他莫昔芬、托瑞米芬这类药物，本身就会增加骨质沉积，所以服用这些药物的患者，可能引起的骨质流失微乎其微，基本上是不需要打骨头针的。而服用绝经后药物的患者，主要是芳香化酶抑制剂，包括依西美坦、来曲唑、阿那曲唑等，这些药物会增加人体骨质流失的速度，造成骨质疏松，甚至是病理性骨折，所以我们通常对需要使用该类药物的患者，在使用前要做一个骨密度的基线检测，随后还要定期检测，以判断骨质流失水平，并作为用药参考和调整的依据。针对服用芳香化酶抑制剂的患者，根据患者的体质以及骨密度的变化情况，可以定期注射骨头针（一般是每半年打一针），用以预防或改善骨质疏松的发生。对于非药物引起的骨质流失，还是需要去专科门诊就诊，及时发现病因，对因治疗。

小贴士 tips

同样的，药物都有三分毒。这个"骨头针"，会对肾功能和下颌骨（就是下面一排牙齿所在的骨头）有不良影响，所以打"骨头针"的人，要定期做肾功能电解质和口腔科的检查。

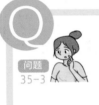

问题 35-3

医生，我最近手指、手腕经常出现疼痛，发作时间时长时短，在早晨或休息后，会感到 关节僵硬、活动不灵活。有时候，除了 关节疼痛 以外，还会有 轻微红肿。怎么办？是不是病情加重了？

这是服用内分泌药物引起的雌激素下降，而引发 骨质流失、骨质疏松 的现象，并不是病情加重。需要补钙。

内分泌治疗（依西美坦、来曲唑）不良反应：晨僵

早晨睡醒睁眼时，感觉身体某些关节僵硬的症状，我们医学上称为"晨僵"。引起晨僵、全身关节疼痛的主要的原因，与内分泌治疗药

物，比如依西美坦、来曲唑等有关，这些药物可能造成骨质流失，引起骨质疏松并造成关节疼痛。

晚上睡觉时，人体由直立变成水平，关节活动也变少，液体则会向四肢关节聚集，导致关节肿胀、僵硬、疼痛。可以通过活动关节，或热敷、艾灸、针灸，或使用非甾体抗炎药物如布洛芬等，改善晨僵状态。

内分泌治疗不良反应：骨质流失

绝经前和绝经后乳腺癌患者，治疗所用的内分泌药物是不一样的。**绝经前的患者**，服用的是三苯氧胺（他莫西芬）或法乐通（枸橼酸托瑞米芬），这个药物本身会增加患者的骨密度，不会引起骨质疏松，所以口服这些药物的人，是不需要额外补充钙片的。除非这些人本身有骨质的问题。

对于**绝经后的患者**，一般服用的是芳香化酶抑制剂。一般年龄超过 60 岁的女性，每年会以 1% 的速度丢失骨质，这也是人老了以后为什么会骨质疏松的原因。而服用芳香化酶抑制剂的患者，会使骨质流失的速度增加到 2.6% 左右，为了抵抗这种流失的速度，一定要补充钙片。可是，有时候事与愿违，老年人因为肠道功能的老化，吸收和合成骨质的能力下降，有些人怎么补充钙片都抵抗不了骨质的流失，所以即使补钙，骨密度也在每年下降。

所以对于顽固的，怎么补充钙片都不能减缓骨质流失的人，要根据情况，**每半年打一次保骨质的针**（乳腺癌领域，用得最多的是唑来膦酸盐药物）。

如果骨密度检查是正常的，要不要补钙呢？骨密度检查的原理，就是通过 X 射线拍片。比较骨头的射线参数，来比对、评估骨头的密度。所以，它是一个很粗略地查看骨头密度现有状态的方法。有时候早期骨质流失，骨密度检查是看不出来的。芳香化酶抑制剂的药物本身会使骨质流失速度加倍，所以乳腺癌内分泌治疗期间骨密度检查正常的患者，也要加强钙剂的补充。

小贴士 tips

健康成年人（18～49 岁）补钙，每天补钙 800 mg；50 岁及以上中老年人，每天补钙 1 000 mg。乳腺癌患者，建议每天补钙 1 200～1 500 mg。一次补钙并不能增加吸收，建议分次口服。补钙不会引起骨质增生和结石形成。早晨补钙最适宜，切记不要空腹补钙，建议餐后 1～1.5 小时补钙。

Q 问题 35-4

医生，我做了内分泌药物治疗后，最近总感觉潮热，还有剧烈的出汗，怎么办？

A 这是去势针引起的潮热、盗汗不良反应。

内分泌治疗（去势治疗）不良反应：潮热、盗汗

有一部分年轻乳腺癌患者需要使用去势治疗，也就是卵巢功能抑制治疗。通常需要每 28 天注射一次，维持 5 年。这么长时间的治疗，

对激素水平改变的影响是巨大的。许多患者会出现程度不同的不适，包括身体发热、出汗多等，医学术语上称为"潮热、盗汗"，也可以理解为更年期的症状，表现为身体经常湿漉漉的，或者一下子热起来，一下子就不热了。这是因为去势针会抑制乳腺癌患者的卵巢功能，使之变成一种绝经后状态，此时体内雌激素水平就会维持在一个很低的水平。对于需要使用去势针的患者来说，多数为年轻人（40岁以下），而年轻人本身是体内雌激素最旺盛的阶段，雌激素突然下降到绝经后的状态，自然容易出现很多不舒服的表现，包括阴道干燥、白带增多、性欲下降、潮热等副作用。等去势针治疗满5年，停止注射以后，对卵巢的抑制解除，卵巢功能会慢慢恢复，那么上述的不适症状也会得到一定程度的缓解。

有部分接受去势针的患者，还会出现肌肉和关节疼痛、骨质疏松的并发症，所以要每年定期复查骨密度。

小贴士
tips

　　接受去势治疗的患者，要定期复查体内的雌激素水平，注意月经情况。如果出现雌激素水平回到绝经前水平或出现月经，一定要及时复诊，及时分析原因，必要时要调整药物。

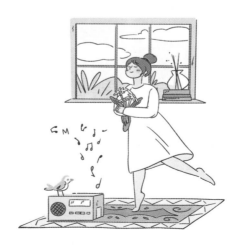

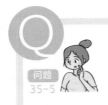

Q
问题 35-5

医生，我现在正在吃内分泌药，到了晚上会感觉特别累，睡也睡不好，怎么办？

A
这是内分泌药物的副作用，不用紧张。内分泌治疗结束以后，就会慢慢好转。

内分泌治疗不良反应：失眠

睡眠不好的原因有很多种，如果是发现乳腺疾病之前就有，那么可能是睡眠障碍，需要去睡眠障碍专科门诊（或神经内科）就诊。

如果得了乳腺癌以后出现的，尤其是吃药后出现的，那可能是内分泌药物引起的睡眠异常。内分泌药物的使用会造成体内雌激素水平的下降，或者激素比例失调，人体在体内激素水平波动的情况下，很容易出现情绪不稳定，容易发怒、脾气暴躁，或者是情感障碍，比如焦虑、紧张等，这些情况都是容易引起睡眠障碍的，可以表现为入睡困难，睡眠质量不佳，容易惊醒等。很多乳腺癌患者，本身就有情绪焦虑、心态不稳定的情况，使用药物后也可能加重这种情况。对于这类患者，我们建议平时可以调整好作息，白天进行适度的体育活动，这样可以改善睡眠治疗。另外，还可以考虑的建议是，更换药物治疗的时间。比如，原来白天吃的，改成睡前吃，可能就会好转。对于严重的睡眠障碍者，已影响到正常作息，必要时可以到专科门诊就诊，使用一定的促眠药物，可改善生活质量。

如何应对失眠?

睡前避免:

- 睡前 1 小时内避免观看引起兴奋的书刊或影视节目。
- 睡前 3～4 小时内应避免剧烈运动。
- 睡前 4～6 小时内避免喝咖啡、浓茶或吸烟等引起兴奋的事情。
- 不宜暴饮暴食或食用不消化的食品。

如果卧床 20 分钟内无法入睡,则应起床,待有睡意的时候再卧床。避免日间小睡。

> **小贴士 tips**
>
> 　本身得了乳腺癌之后,因为对疾病的焦虑,也会出现失眠。失眠可加重患者疲劳、焦虑、抑郁等症状,也会影响后续乳腺癌的治疗。所以失眠治疗要尽早、及时。必要时,可到睡眠障碍专科门诊(或神经内科)行药物干预。

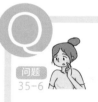

问题 35-6　医生,我最近视力模糊,眼睛经常感觉干燥,请问跟我吃的药有关吗?

A　有可能。

发生视力改变怎么办?

　　服用他莫昔芬通常不会直接影响视力,但在一些个案中,可能会出现与视觉相关的症状,如视力模糊。这种现象一般发生在使用 2 年以上的患者，因为出现视网膜疾病或角膜混浊等眼部问题，发生概率小于1%。

一般情况，患者已经使用他莫昔芬几年了，人体已经适应了该药物药性。但是因为出现了眼睛的副作用，没有办法坚持此类药物的治疗，可以先去看眼科医生，看看是否有办法可以缓解眼睛的症状。如果没有有效控制眼睛症状的方法，病情还在持续加重，那么就不得不换药了，可以换用其他的内分泌药物，比如换托瑞米芬。

> **小贴士 tips**
>
> 他莫昔芬导致眼睛干燥、疼痛或刺痛症状的这种副作用，比较少见，而出现视觉上的变化则更为罕见，例如对色彩或对比度的敏感度变化。一般眼科对症处理后，都会稳定或好转。请勿担心。

Q 问题 35-7　医生，我最近经常头痛，我担心是不是肿瘤转移到大脑里去了？

A　别紧张，治疗期间发生脑转移的概率极低。

头痛不一定就是脑转移

引起头痛的原因有很多，主要有以下两大类。

1 和乳腺无关的脑部病变
比如偏头痛、脑血管硬化、脑萎缩等。

处理 神经内科专科处理。

2 乳腺癌相关的头痛

● 药物治疗的副作用：比如服用他莫昔芬药物引起失眠、熬夜，导致睡眠时间不足，引起头部波动性头痛。

处理 缓解精神的焦虑，适度健身，改善睡眠质量。

● 乳腺癌脑转移：一般仅发生在疾病比较严重的患者，比如淋巴结转移数目超过 4 枚以上，或者新辅助化疗后再手术的患者等。

表现为头晕、手脚无力、头痛、走路不稳、视力下降（出现视物叠影）、嗅觉味觉减退或消失等。

处理 做头颅磁共振增强检查，以明确是否有脑转移。如果确诊有脑转移，那么需要脑外科、放疗科、乳腺科进行多学科疑难讨论，以明确诊断，采取有针对性的治疗。

> **小贴士 tips**
>
> 乳腺癌患者出现头痛，不用过分紧张。总体来说，乳腺癌脑转移的概率是很低的，如有必要，可进行头颅磁共振检查。

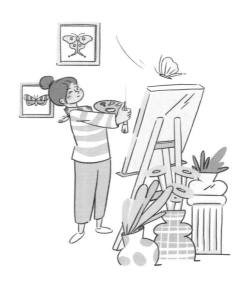

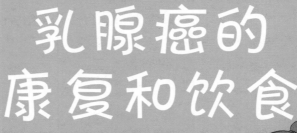

第6章

乳腺癌的
康复和饮食

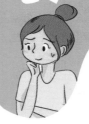

突然想明白一件事
我只是来体验生命的
我什么都拥有不了
也什么都留不住
不需要证明什么
更没有什么事是一定要实现的
我能做的就是不断尝试、收获、感受，然后放下
我们来到这世间
只是为了看花怎么开，水怎么流
太阳怎么升起，夕阳何时落下
经历有趣的事情，遇见难忘的人
生活原本就很沉闷
但跑起来就有风了

@浅浅治愈日记

亲爱的朋友：

　　首先，我想对您的坚韧和勇气表示由衷地敬佩。面对乳腺癌的治疗，您正走在一段不容易的旅程中，但我相信您有足够的力量来战胜它。

　　2006年，国际卫生组织就将乳腺癌等恶性肿瘤，列入慢性疾病行列，和高血压、糖尿病一样，需要长期的随访和观察。

　　治疗期间，您可能会遇到各种各样的情绪和挑战，您会担心功能锻炼如何做，如何控制体重，很多年轻女性还会担忧能否可以怀孕……身体上的不适和心理上的压力都会让您感到疲惫。

　　然而，请记住，您不是孤单一人在面对这一切。您有家人、朋友和医疗团队，他们都会在您身边，支持着您，鼓励着您。

调整心态，继续原来的生活尤其重要！

　　乳房全部切除后，您可能会感到自己残缺不全，心灵上蒙受刺激。手术这个事实已不能改变，但可通过做一些事情，恢复自信心。比如精心美化自己的外表，佩戴珠宝饰物；或者选择满意的乳房假体；要协调好与家庭、朋友的关系，也可以参加一些活动如抗癌组织；可以继续工作充实自己，保持适度的工作强度。

　　请坚信，每一步都是通向胜利的一步。康复是一个渐进的过程，有时会有起伏，但请相信，您的努力和耐心最终会得到回报。您的勇气和毅力将会成为您自己的动力，也会为身边的人树立一个坚强的榜样。

　　在这段艰难的时光里，我作为您的医生，会始终与您同在，为您提供最专业的治疗和关怀。请您保持信心，积极面对，相信自己的力量，我相信您一定能够走出阴影，重新恢复健康和活力。

　　祝愿您一切顺利，早日战胜病魔，迎来健康和幸福。

36.乳腺癌术后患肢功能锻炼

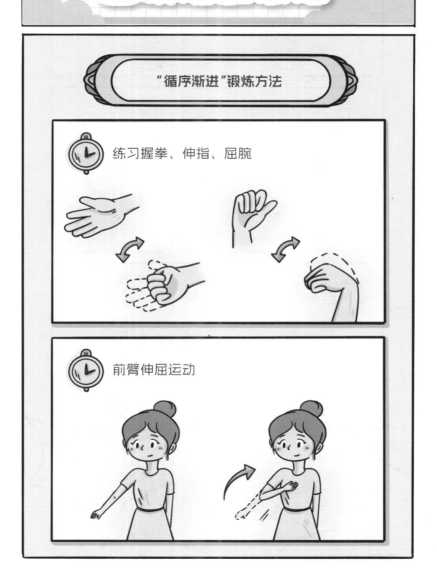

"循序渐进"锻炼方法

练习握拳、伸指、屈腕

前臂伸屈运动

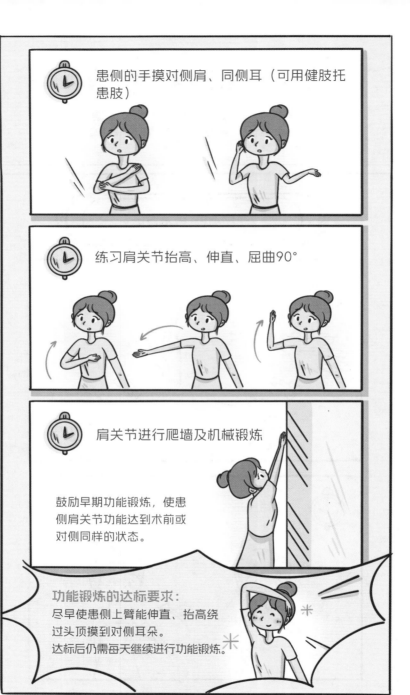

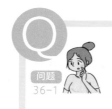

医生，我现在手术后已经拆线了，手臂可以恢复功能了吗？

A 坚持术后患侧手臂康复锻炼。

术后手臂可能会出现肿胀及活动障碍，及早进行患臂爬墙等伸展运动。如此坚持几周，皮肤的活动性可得到很大改善。为预防上肢水肿，不要手提重物，尽量不要做需要手臂肌肉用力的事情。平时应经常活动手臂，可以做适度的家务。需要将包挎在肩上时，应挎在没有动手术那侧的肩上。平时尽可能将手放在上衣或裙子的口袋里，这样可放松双肩、手臂等各部位的肌肉。戴戒指、手镯、手表时，应尽量宽松些，不要让它们嵌进皮肤。注意避免手臂直接受热，譬如热水浴、长时间的日光浴等。

如果手臂上负了小伤，应及时采取消毒措施，例如用碘伏消毒。为避免患肢增加不必要的伤口，通常应在未动手术那一侧验血、注射和输液。为防止充血的危险，最好测量血压也要在未动手术那边进行。

只要坚持正确的锻炼和适当地注意手臂的休息，可使 70%～80% 的浮肿手臂恢复原样。进一步的治疗方法是手臂上戴有弹性的绷带。如这些措施都不起作用，需要用机械消除充血按摩法。

Q 医生，我目前正在接受化疗，没生病前，我每周都去跑步、做瑜伽，现在是否可以继续这些运动锻炼？

A 瑜伽是可以的。化疗期间，体质虚弱，不建议剧烈运动。

化疗药物，都是化学毒性药物，进入人体以后，对全身的细胞都会有杀伤作用，包括脑细胞、心脏细胞、肺细胞、肝细胞、肾细胞等，只要血液流过的地方，多少都有损害作用。化疗期间，体质比较差，在感到疲劳的时候，再去坚持或加强运动，就会给心脏等重要器官带来极大的负担，危害很大。

化疗期间，推荐体力消耗较低的运动，如散步，有助于调整心态，促进肠道蠕动和食物吸收，到绿色植物多的环境中去多呼吸新鲜空气，有利于化疗期间身体的自我恢复；打太极、做瑜伽等，有利于平心静气。一般不推荐激烈的运动方式，如快走、长跑、打篮球、跳绳之类的运动，这类运动会加重心肺负荷，容易诱发和加重心肺疾病。

小贴士 tips

化疗期间，最需要的是静养和调理。

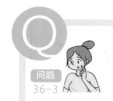

医生，我想咨询一下在康复期间是否可以尝试一些非药物的疗法。例如针灸、按摩、理疗或贴膏药等，这些疗法是否会干扰我的康复进程或手术部位的恢复？

只要不影响患侧手臂淋巴回流的非药物疗法，都可以。对于针灸、按摩、理疗以及贴膏药，这些非手法性的，或者没有药物活性作用的局部治疗，我们认为是不会影响乳腺癌病情的。对于有活血化瘀作用的膏药，可以短期使用（不超过 1 个月）。

针灸、按摩、理疗或者贴膏药，会不会影响手肿和手术区域的淋巴回流，这要具体问题，具体分析。

● 做了腋窝淋巴结清扫：对于这一类患者，手术这一侧的乳房区域或者手臂，或者肩背部的任何刺激（如针灸、艾灸等会引起皮肤破损等相关操作），都可能会加重淋巴回流障碍，引发淋巴结水肿。当然，这些区域单纯做推拿按摩，或者不破坏皮肤的短期贴膏药，是没有问题的。

● 做了腋窝前哨淋巴活检术：腋窝破坏比较小，一般 1 年左右腋窝区域的淋巴回流就会恢复正常。所以手术 1 年以后，手术同侧和对侧乳房一样都能做局部按摩、针灸或者贴膏药等操作。

> **小贴士 tips**
>
> 　乳腺癌患者，完全和正常人一样，可以足疗和下半身泡澡。但是高温高热环境（汗蒸）会消耗大量能量，造成水分流失，对于体质虚弱、免疫力低下的人更会加重身体消耗，尤其乳房放疗过的患者，高温还会引起放疗区域皮肤出现不适感，所以不建议汗蒸。

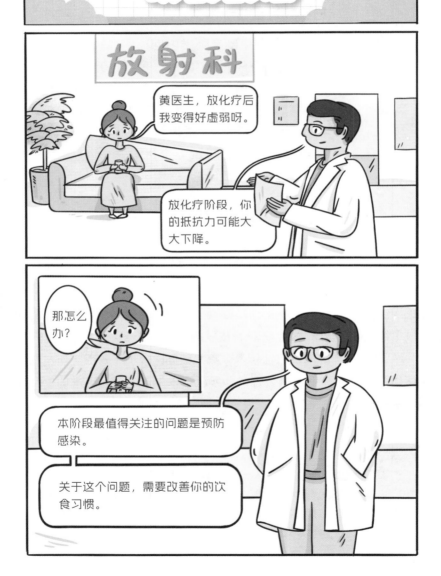

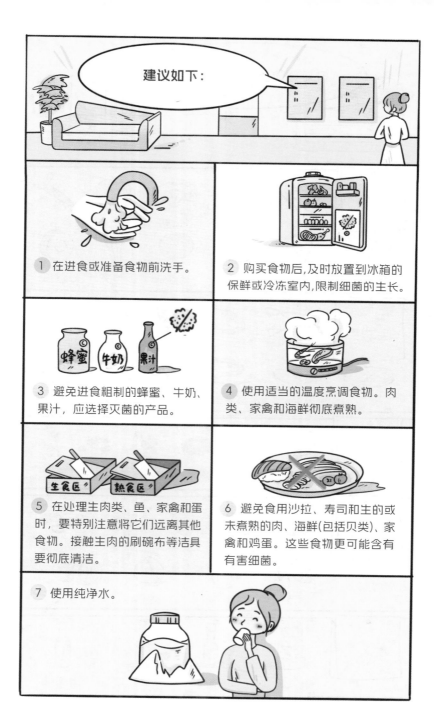

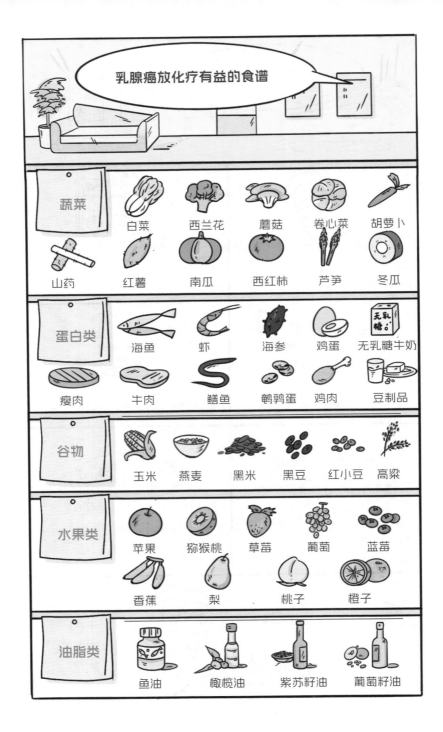

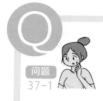

医生，饮食方面有哪些我需要特别注意的呢？是否有什么食物不能吃？

A 除了少部分食物需要忌口以外，其他的和普通人一样。

本身我们普通人，为了身体健康，饮食上也有一些注意事项。比如，不暴饮暴食、少吃红肉及加工肉制品（培根、火腿、香肠、熏肉、热狗等）、避免"重口味"。又如，避免过多的油（高油高脂肪）、盐（腌制）、糖摄入（奶油、奶酪等高糖食物）、勿过度食用辛辣物、不喝酒、不吸烟、不熬夜，要多喝水（白开水、淡茶，不喝或少喝饮料）、规律生活。

乳腺癌患者，除了上面和正常普通人的饮食注意事项以外，还有一些特殊的饮食忌口。因为中华美食丰富，无法一一详细列举，把握一些基本原则，可举一反三。

第一，凡是活血的东西，尽量避免。比如三七、丹参等，因为它们可能活血化瘀，促进血管生成，刺激形成新的复发或转移病灶。但是补气的，比如黄芪、党参；补血的，比如阿胶；滋阴的，比如铁皮石斛，不忌口。

第二，凡是与激素相关的东西，尽量避免。比如蜂王浆（蜂王浆中的脂肪酸会增加雌激素的功能）、太太口服液、绝经后激素替代治疗的药物、长效避孕药等。还有一些中药材如紫河车（就是胎盘，含有大量的雌激素）、无花果等。

第三，含呋喃香豆素的特殊水果和食物。因为呋喃香豆素会影响药物的代谢（包括肿瘤药物、高血压药物等），所以在乳腺癌药物治疗期间，尽量少吃或不吃含呋喃香豆素的东西。含呋喃香豆素的柑橘类水果，比如柚子（葡萄柚）、橘子、西柚、桑葚等。含呋喃香豆素的食物，比如芹菜、香菜、花椒等调味品。还有一些中药，比如前胡、独活、当归、白芷、补骨脂等。

第四，慎用保健品、丰胸产品。目前市场上的很多保健品、丰胸产品中含有一定的雌激素化学成分，可导致乳腺癌的复发。

第五，忌酒，滴酒不沾。以前早期的研究认为，适度饮用少量红酒，可以改善心血管系统，不影响乳腺癌。但现在全球顶级期刊《柳叶刀》已经证实，即使是少量饮酒，也对身体不利。当然日常饮食的极少量的调味酒，酒精可以忽略不计，所以可以安全食用。

第六，特殊情况。因为确诊乳腺癌的患者越来越多，研究和调查范围越来越大，也越来越深入，我们发现了很多现象，但是机制还不明确。比如陈皮或陈皮茶、芝麻会降低乳腺癌内分泌药物他莫昔芬的疗效，但是机制尚不明确，所以服用他莫昔芬的乳腺癌患者尽量避免食用。

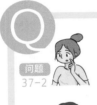

医生，我平时非常喜欢喝咖啡，现在得乳腺癌了还可以喝咖啡吗？

能喝咖啡，但是要适度。
目前研究证实，喝咖啡并不增加乳腺癌的患病风险。

影响你的不是咖啡，是糖哦！

有一项来自北美的研究，经过长达 30 年的跟踪、分析乳腺癌患者，每天喝咖啡的杯数与预后的关系。研究证实，每天喝 1～3 杯咖啡和不喝咖啡的预后一样。每天喝 3 杯以上咖啡的，反而乳腺癌死亡风险降低 25%。

不过值得注意的是，如果咖啡中加入过量的糖分，可能对健康会有影响。目前已有的研究证实，肥胖和乳腺癌的发病有关系，得了乳腺癌的患者，体重增加会影响乳腺癌的复发风险。如果咖啡加糖，过度地摄入糖分，肯定会增加体重，对身体不利。所以对于喜欢喝咖啡的患者，尽量喝纯咖啡，尽量少加糖分或酒精等其他影响乳腺癌的成分。

> **小贴士 tips**
>
> 乳腺癌患者可以放心喝咖啡。但是也要切记，过犹不及，喝咖啡一定要适量，尤其控制糖量。

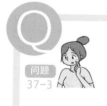

Q 问题 37-3 医生，我现在得了乳腺癌，是否还可以喝茶？喝茶对我的健康有什么影响？我是否需要限制茶的摄入量？请您给我一些建议。

A 可以喝茶，但是要有一些讲究。

茶

茶本身具有清热解毒、消食等作用。茶叶的独特功效，与茶叶中所含的黄嘌呤类、多酚类、茶氨酸等成分有关。这些成分可以与体内同时存在的药物或元素发生各种化学反应，影响药物疗效，甚至产生副作用。比如茶多酚会和含金属类的药品产生联络反应，从而降低药物的溶解度，影响该类药品的吸收。比如缺铁性贫血的患者，如果用茶水送服补铁药物（含有金属离子成分），茶水中的茶多酚等小分子就会和药物结合，形成不容易溶解或不能被人体吸收的混合物，就影响了药物的治疗效果。

哪些药物不能和茶同服？

目前已经公认的，在服用以下药物的时候，切记不能和茶水一起服用。

① 中药；② 含有金属离子的药物，特别是补铁药物；③ 抗生素类药物；④ 胃蛋白酶片、胃蛋白酶合剂、多酶片、胰酶片等助消化酶药物；⑤ 解热镇痛药；⑥ 制酸剂；⑦ 单胺氧化酶抑制剂；⑧ 腺苷增强剂；⑨ 抗痛风药；⑩ 镇静安神类药物；⑪ 生物碱类药物；⑫ 洋地黄、洋地黄毒苷、地高辛等苷类药物。

药物有成千上万种，还有很多新开发的药物，是否会和茶水中的这些成分起作用，连我们医生都不一定全部搞清楚。

建议 为了避免茶水中的成分对口服药物的影响，所以我的个人建议是，正在接受乳腺癌口服内分泌药物治疗或口服化疗药物者，最好服用药物的前后一个小时内不要喝茶。

而对于接受内分泌针、静脉注射化疗药物等针剂注射的患者，则不存在以上禁忌。

小贴士 tips

喝茶会导致胃酸分泌增加、便秘、心脏跳动加快等胃肠道和心脏的不良影响，对于乳腺癌化疗患者，特别是"红药水"（蒽环类）化疗，还有 HER-2 靶向药物治疗的患者，因为这些癌症药物本身可能引起胃肠道反应以及对心脏有毒性，喝茶会加重胃肠道和心脏的不良影响，所以这类患者也不建议喝茶。

问题 37-4

医生，我平时特别喜欢早上来一杯豆浆或者蜂蜜水，怎么现在听说这些东西是乳腺癌患者不能喝的啊？

A 能喝，但是还是要因人而异。

植物雌激素——大豆异黄酮

乳腺癌患者对于豆制品的担忧，是一个老生常谈的话题。这与豆制品中含有植物雌激素有关。人体内存在过高的雌激素是乳腺癌的危险因素，但是植物雌激素（Phytoestrogens）和人体内的雌激素并不完全是同一回事。

植物雌激素是一类天然存在于植物中的非甾体化合物，其中尤以大豆异黄酮为代表。现代研究认为植物雌激素对女性体内雌激素水平具有双相调节的作用：首先，大豆异黄酮具有与雌激素相似的分子结构与分子量，对人体可起到补充雌激素的作用；其次，在体内雌激素水平过高时，大豆异黄酮又会阻止雌激素过量作用于女性靶器官，从而使女性体内雌激素活动保持平衡。因此，大豆异黄酮又被称为女性雌激素水平的调节器。

现有研究表明，豆制品不仅不会诱发乳腺癌，反而起到了保护的作用，降低了乳腺癌的发病率，是乳腺癌的保护性因素。流行病学研究表明，中国和日本等亚洲国家大豆消耗量是欧美的 20 倍以上，但亚洲妇女乳腺癌的发病率远低于欧美妇女，摄入大量的大豆及大豆制品便是原因之一。而来自日本、新加坡等国家的关于膳食结构与乳腺癌相关性的研究亦表明，豆制品的摄入可以降低妇女的乳腺癌发病风险。

英国杂志《癌症》发表了针对乳腺癌患者进食含异黄酮食物的研究，表明进食大量含异黄酮的乳腺癌患者，比不进食或仅进食少量的含异黄酮的乳腺癌患者的乳腺癌的死亡风险降低了 21%。

综上所述，适量的豆制品摄入是安全的，不会诱发乳腺癌。豆浆、豆腐等豆制品不仅仅对乳腺具有保护作用，其对更年期综合征、骨质疏松和心血管疾病亦有一定的预防作用。《中国居民膳食指南》推荐每天食用大豆类食品 30～50 g。日常饮食中应该适量吃一些豆制品，尤其是更年期妇女。

同样的，蜂蜜水也是一个道理。蜂蜜中的确含有少量的植物雌激素，但对人体产生的作用微乎其微。如果对豆制品和蜂蜜水有心理顾虑的乳腺癌患者，或者有特殊体质，喝了后自我感觉乳房会有增生胀痛感觉的人，不必纠结喝不喝的问题，为了减少心理负担和焦虑，可以不喝。

问题 37-5 医生，我现在经常出现腰膝酸软的骨质疏松症状，平时可以吃点什么补钙呢？

A 除了饮食摄入钙，也要积极配合锻炼，有助于缓解症状。

1 日常食物摄入

● 乳制品：牛奶、酸奶、乳酪等。

● 豆制品：豆腐豆类食物。富含镁、维生素 K、大豆异黄酮。

● 绿叶蔬菜：雪菜、芥菜、芥蓝、油菜、空心菜、小白菜、菠菜和花椰菜。

● 坚果类（如杏仁和花生）、鱼虾贝类。

日常生活当避免高盐、咖啡、浓茶、碳酸饮料、高糖饮料等摄入，这些都会促进钙流失。

2 适当体育锻炼

多活动四肢关节，促进关节血液流通，刺激成骨，能缓解关节疼痛症状。所以这类药物引起的关节不适，往往早上明显，下午会缓解。

● 多晒太阳（照射裸露的皮肤）：一般建议早上 09：00～11：00，或下午 3：00～5：00 晒太阳，每次 30～60 分钟。夏天一定要注意防晒。

● 热敷、保暖：四肢关节在睡前和晨时，可以用暖水袋热敷；可用生姜煮水泡脚。

● 通过上述处理不能好转者，那么要到医院就诊以排查是否存在其他病因。如年龄上升导致的骨关节老化和退化性改变、尿素升高导致的痛风，以及类风湿性关节炎等其他老年病。

除此，还要注意补充钙剂。

对于内分泌治疗期间，全身关节疼痛和晨僵严重者，尤其是对日常生活和生活质量产生影响的，医生可以评估您的病情后进行药物更换，或使用辅助药物来缓解疼痛和改善关节功能，或推荐其他物理治疗。

问题 37-6

Q 医生，我报告显示胆固醇高，甘油三酯也高，怎么办？

A 这是内分泌药物引起血脂异常的不良反应。等内分泌治疗结束以后，会慢慢好转的。

内分泌药物副作用：血脂异常

乳腺癌内分泌药物治疗期间，随着雌激素被拮抗或者激素水平下降，有可能会引起体内血脂代谢的异常，引起血脂在体内的储集而超过正常范围。在内分泌治疗期间，一般建议 3～6 个月要检测 1 次血脂全套，包括总胆固醇、甘油三酯、低密度脂蛋白胆固醇和高密度脂蛋白胆固醇。

平时控制血脂的方法主要是生活方式的改变：

● 戒烟、酒。

● 调整饮食结构

① 减少高胆固醇和高脂肪食物的摄入：动物脂肪、红肉、糖和酒精的摄入。

② 增加蔬菜、水果、全谷物或高纤维食物、富含健康脂肪的食物（鱼类）的摄入。

③ 尽量低脂、低糖、高蛋白质饮食摄入。

● 减轻体重：通过进行适度的有氧运动（每天至少坚持 30 分钟），如散步、游泳、跳舞或骑自行车和肌肉张力锻炼，以帮助控制血脂水平。

因为长期血脂异常会导致血管粥样硬化和血管斑块形成，进而引起血管堵塞，增加脑卒中等疾病发生风险。所以，如果血脂指标超高，经过 1～3 个月低脂饮食，还是没有恢复到正常范围内，一般建议加用降胆固醇的药物或降脂药物，如他汀类药物，以帮助控制血脂水平。

只有极少个别人，经过降脂药物等治疗仍然无效的，才需要考虑更换内分泌药物。

小贴士
tips

降脂药物，不会影响内分泌治疗药物的抗肿瘤作用。但是不建议降脂药片和内分泌药片同时服用，为了避免药物干扰，建议间隔 1 个小时服用。

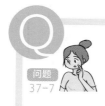

问题 37-7

医生，我想了解在乳腺癌康复期是否有必要控制体重？

乳腺癌患者是需要控制体重的，特别是年轻的乳腺癌患者。

体重指数

按照 WHO 的标准，BMI 小于 18.5 属于体重过低，BMI 在 18.5～24.9 之间属于正常，≥ 25 属于体重超重，30 以上属于肥胖。乳腺癌患者和健康人一样，也要把体重控制在正常范围内。

国外有针对乳腺癌患者的肥胖研究，分析美国 8 万多乳腺癌患者，通过数学模型，把不同体重指数的人进行平衡和匹配，结果分析发现，在绝经前 ER 阳性的乳腺癌患者中，体重指数为 30 及以上的，其乳腺癌复发率是体重指数为 20～25 的 1.34 倍。

> **小贴士 tips**
> 对于绝经后的患者，体重对预后的影响反而没有这么大。

38. 得了乳腺癌还能怀孕吗？

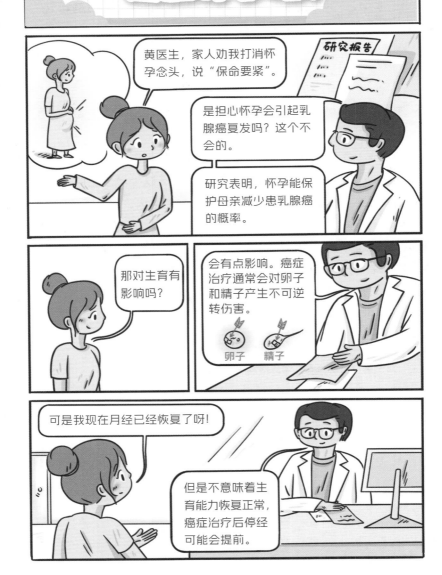

黄医生，家人劝我打消怀孕念头，说"保命要紧"。

是担心怀孕会引起乳腺癌复发吗？这个不会的。

研究表明，怀孕能保护母亲减少患乳腺癌的概率。

研究报告

那对生育有影响吗？

会有点影响。癌症治疗通常会对卵子和精子产生不可逆转伤害。

卵子　精子

可是我现在月经已经恢复了呀！

但是不意味着生育能力恢复正常，癌症治疗后停经可能会提前。

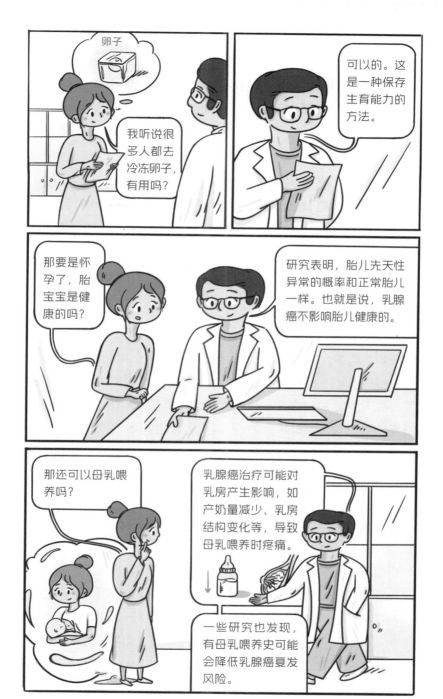

问题
38-1

Q 医生，我今年 32 岁了，很想要个孩子。但是现在又得过乳腺癌，我还能生孩子吗？我以后怀孕的话，是否会加重病情或存在复发的风险？

A 乳腺癌患者康复以后再怀孕，不会增加乳腺癌复发和转移的风险。而且怀孕和哺乳本身，确实能保护母亲减少患乳腺癌的概率。

怀孕不会加重乳腺癌病情

在欧美国家，大约 7% 的乳腺癌患者年龄小于 40 岁。而我国乳腺癌患者相对于发达国家，又更加年轻化，小于 40 岁的乳腺癌患者占了乳腺癌总人群的 12% 左右。根据散在的来源于全世界的有关乳腺癌患者妊娠的数据报道，8%～10% 乳腺癌患者曾经怀过孕，这比相应年龄的非乳腺癌患者的正常怀孕比例（20%）低了一半左右。其实，很多临床主诊医生，都不太敢建议乳腺癌患者怀孕。最大的顾虑是，怀孕期间体内激增的雌激素和孕激素是否会引发乳腺癌扩散和转移。这个顾虑，在乳腺癌专家界争论了非常长的时间。从 1954 年起，科学家定期对这些乳腺癌怀孕的个例报道资料进行汇总分析，并用数学模型与相应年龄身体状况的正常女性比对，发现怀孕本身不会增加乳腺癌的复发和转移。有学者还分析发现，怀孕本身还能减少乳腺癌的复发，但目前科学家尚不能清楚解释原因。在怀孕的过程中，可能由于"mother effect"（母爱效应）拮抗了雌激素和孕激素，或者说保护了母亲。有免疫学家也提出这样的假设，可能是胎儿分泌了一些抗体，帮助母亲消灭了那些因为雌激素和孕激素激增所引发的血里扩散的癌细胞，从而使母亲避免了乳腺癌的复发。也有学者提出了另一种学说，怀孕的时候这种极度超高水平的雌激素和孕激素，增加了胎盘中的促绒毛膜促性腺激素，起到类似乳腺癌内分泌治疗药物作用。现有证据显示，怀孕不会加重乳腺癌的病情。

乳腺癌的治疗药物是否会影响妊娠？

乳腺癌患者中，大概 60%～70% 的患者为内分泌类型乳腺癌，需要长期服用内分泌治疗药物。而内分泌治疗药物，会影响妇科疾病。据 2019 年一项对 1 466 例乳腺癌和 2 485 例健康患者的数据分析显示，乳腺癌患者得妇科疾病的概率要高很多。乳腺癌患者妊娠低体重胎儿的比例是 9.26%，而相应类似身体状况的妇女妊娠低体重胎儿的比例是 5.54%，差 3 个百分点左右；乳腺癌患者妊娠畸形胎儿的比例是 5.8%，而正常的妇女发生比例是 4.26%，两者差不多。很多患者还会担心，乳腺癌的相关治疗，比如化疗、放疗、靶向、内分泌治疗会不会影响怀孕。目前的数据发现，化疗药物本身不破坏子宫，所以不影响正常的受精卵着床。但是靶向治疗，例如曲妥珠单抗的治疗会使羊水减少。

目前国际上的观点是，乳腺癌患者也能做母亲。胎儿不影响母亲，母亲也不会因为得了乳腺癌而影响胎儿的正常发育。

怀孕和哺乳能降低乳腺癌的发生概率

早在 1996 年，科学家通过分析瑞典 12 782 例乳腺癌患者和相应 6 万多年龄类似的健康人数据发现，越早生育（在 24 岁以前生育），怀孕次数越多，患乳腺癌的概率越低。此外，科学家在哺乳动物中也发现，足月怀孕能降低乳腺癌的发生率。自 1996 年，科学家进行了更深入的理论探索，比如干细胞理论。可解释为，大自然哺育出女性和男性，女性的乳房是用来哺乳后代的，好比自然法则。女性的乳腺细胞，通过怀孕和哺乳可以使乳腺细胞完全发育成熟，足够抵抗外界的压力刺激（污染的空气、吸烟、喝酒、不健康的生活方式、不健康的饮食、情绪紧张、焦虑、烦恼、失眠等），不易发生恶性转变。

坚持母乳喂养的女性，比没有进行母乳喂养的女性，患乳腺癌的风险降低 20%。25 岁及之前怀孕可将乳腺癌的整体风险降低 30% 以上，而首次活胎年龄 ≥ 30 岁的女性患乳腺癌的风险增加 39%。

医生，你给我开了他莫昔芬，我要吃这么多年，以后还能生孩子吗？

以后还能生孩子。但是有时间的要求。

哪些治疗阶段绝对不能怀孕？

年轻乳腺癌患者，大多数口服的内分泌药物是他莫昔芬或法乐通，这些药物有导致胎儿畸形的副作用，所以口服内分泌治疗期间绝对不能怀孕。有些年轻的中高危乳腺癌患者，还要注射去势药物。去势药物治疗，就是抑制卵巢功能，把绝经前的状态变成绝经后的状态，所以在注射去势药物期间，理论上也是不会怀孕的。

根据现有的数据，目前国际上已经达成共识，在完成所有乳腺癌治疗以后，乳腺癌患者是可以妊娠的。妊娠不会增加乳腺癌复发或转移的风险。胎儿的先天性异常的概率和正常胎儿一样。

治疗多久后可以怀孕？

但是对于需要接受长达 5 ～ 10 年的内分泌治疗年轻女性，为了妊娠，何时提前终止使用内分泌药物，目前还很有争议。因为怀孕期间体内的雌激素和孕激素会大量释放，会对潜在的隐匿癌细胞进行激活和刺激。所以对于病情比较严重的，并且雌激素受体表达很高的患者，在治疗期间怀孕要慎重。如果真的有决心要去尝试，得做好复发的准备，因为这种雌激素受体阳性的患者，复发的第一个高峰在前 3 年，另一个高峰在第 7 ～ 8 年。所以一般建议至少先过了第一个复发高峰点，也就是说内分泌用药 3 年以后，再考虑怀孕，这样比较稳妥。并且，至少要停药 3 个月以上（药物的洗脱期为 3 个月，避免药物导致畸胎），才考虑怀孕，会相对安全。

> **小贴士 tips**
>
> 对于接受了放化疗等治疗的乳腺癌患者，建议 2 ～ 3 年后再怀孕。服用他莫昔芬进行内分泌治疗的患者，需要至少停药 3 ～ 6 个月后再怀孕。

目前有一个最新的国际人体研究（代号 POSITIVE 研究），报道了 1 638 例备孕的年轻乳腺癌患者，他们都已经接受内分泌治疗满 18 ～ 30 个月，然后停药至少 3 个月，进行观察研究后得出以下经验。

- 内分泌治疗中断不能超过 2 年。
- 可以采用试管婴儿技术。
- 如果尝试 1 年后仍没有怀孕，强烈建议恢复内分泌治疗，继续完成原有内分泌治疗总疗程。

> **小贴士 tips**
>
> 乳腺癌患者在内分泌治疗期间通常被建议避免怀孕。如果有迫切生育需求的，要充分衡量利弊。

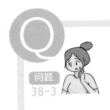

医生，我之前预约了宫颈癌疫苗和乙肝疫苗，现在乳房手术刚结束，后面还要化疗、放疗等，不知道在治疗期间是否可以接种其他疫苗？

A 等全部化疗结束至少 3 个月，放疗结束至少 1 个月，机体免疫力慢慢修复以后，才可以考虑疫苗注射。

宫颈癌疫苗的预防原理

宫颈癌和乳腺癌是女性最常见的两种恶性肿瘤。乳腺癌和其他的绝大多数恶性肿瘤一样，认为是多个因素、多个阶段危害因素的叠加导致的结果，但是具体是什么原因，尚不明确。但宫颈癌和乳腺癌不同，其致病原因已经被确认为由 HPV（人类乳头状瘤）病毒感染所引起的，是目前世界上唯一被确定是由于某种病毒感染所引起的一种癌症。宫颈癌疫苗就是针对这种导致宫颈癌病毒来进行设计的一种疫苗。通过打疫苗可以及早预防宫颈癌的发生。

目前临床上常用的有二价、四价、九价等不同的疫苗，是针对 HPV 病毒的不同病毒型进行设计的。宫颈癌疫苗注射的原理，就是从 HPV 病毒携带者血液中分离出 HPV 的抗原，经过科学家处理以后，注射到人体内，刺激人体免疫系统产生保护性的抵抗 HPV 这种抗原的抗体。这种抗体能够识别 HPV 病毒，一旦人体被 HPV 感染，这个抗体就会立刻把病毒包裹，将其清除，阻止感染，从而使人体具有了预防 HPV 的免疫力。

乳腺癌不同治疗阶段如何打宫颈癌疫苗？

知道了原理，那么我们也就知道了，乳腺癌患者到底能不能打宫颈癌疫苗了。

疫苗注射的前提是人体的免疫系统能够被激活。乳腺癌患者在接受治疗期间是否能接种疫苗，当视其具体治疗而定。

第一，化疗患者。

接受乳腺癌化疗期间，人体的免疫力受到重创，所以化疗期间不能接受疫苗注射。要等全部化疗疗程结束至少 3 个月以上，等机体免疫力慢慢修复以后，才可以考虑疫苗注射。

第二，不化疗，但是接受放疗的患者。

因为放疗期间，身体虚弱，免疫力也非常低，也不适合接种疫苗。要等放疗结束至少 1 个月以后，才可以考虑疫苗注射。

第三，内分泌治疗患者。

因为内分泌治疗药物对人体免疫力影响较小，可以接受疫苗治疗。但是对于同时口服 CDK4/6 抑制剂的患者，治疗期间不能接受疫苗注射。和化疗一样，要等疗程全部结束以后，至少 1 个月以上，等机体免疫力慢慢修复以后，才可以考虑疫苗注射。

第四，靶向治疗患者。

因为靶向药物（曲妥珠单抗等）也是生物蛋白药物，为了避免相互影响，建议靶向治疗疗程全部结束，再间隔 1 个月以后，再进行疫苗注射比较妥当。

第7章

乳腺癌的预防和基因检测

停下脚步，我对自己说

生活不必急躁

不必和他人的光环较劲

她的辉煌，他的飞跃

都是别人的故事

我要拥抱真实的自我

享受属于我的时刻和季节

我的价值，不需外界的评判

我的花期，自有独特的风景

别让世界的喧嚣

掩盖了内心的声音

我是独一无二的存在

悠然自得，与世无争

@浅浅治愈日记

美国著名影星安吉丽娜·朱莉（电影《古墓丽影》主演），因为母亲得了乳腺癌（与乳腺癌抗争了10余年），她就进行了"乳腺癌易感基因"检测，发现有BRCA1基因突变，于是在2013年（38岁）预防性地切除双侧正常乳房，于2015年切除双侧卵巢。在"朱莉效应"影响下，大家对BRCA1和BRCA2基因，都非常熟悉。

根据2021年世界卫生组织国际癌症研究机构（IARC）发布的数据表明，乳腺癌已取代肺癌成为全世界最常见的癌症。通过筛查提高乳腺癌早诊早治水平是改善患者预后的关键所在。已有研究证实，除了BRCA1、BRCA2以外，ATM、CHEK2和PALB2等也是乳腺癌的易感基因，但目前仍缺少对携带ATM、CHEK2和PALB2致病突变女性的乳腺癌筛查策略。

美国USPSTF建议对乳腺癌、卵巢癌、输卵管癌、腹膜癌或有BRCA1/2基因突变家族史的人群进行风险评估，风险阳性人群应接受遗传咨询、基因检测等。《中国抗癌协会乳腺癌诊治指南与规范》建议将MRI联合X线用于BRCA1/2突变携带者的乳腺癌筛查。

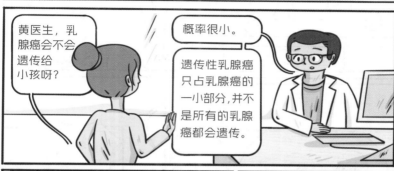

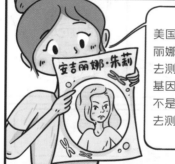

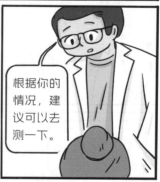

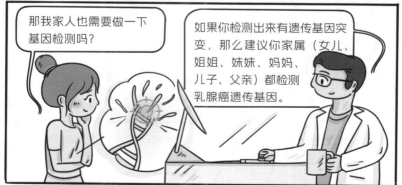

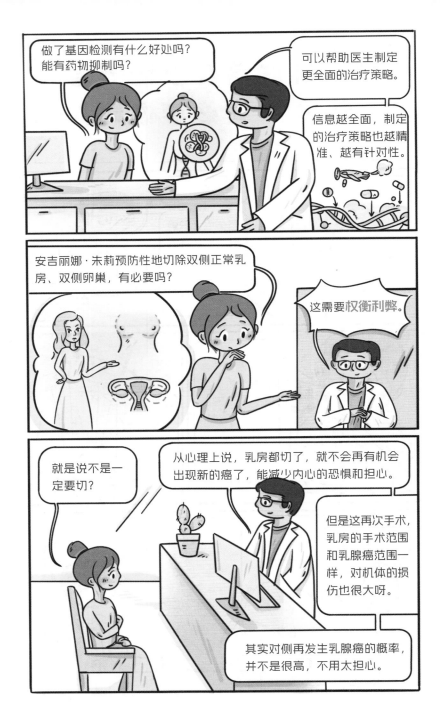

医生，我现在得了乳腺癌，我还有 2 个孩子呢，她们以后会不会也得乳腺癌？

A 乳腺癌遗传的概率很小。

目前中国最新 2020 年的数据，每年全国有 41.6 万左右的人会得乳腺癌。相较于占了世界五分之一人口的基数相比，我们国家的乳腺癌发病率在全球算是低发的，一些发达城市如北京、上海、广州、深圳等，因为生活方式越来越西化，乳腺癌的发病率相对中国其他城市，要略微高一些。美国是乳腺癌发病最高的地方。2017 年的数据报道，美国人口只有中国的四分之一，约 3 亿人，全年新发乳腺癌大约 25.5 万，其中只有 5% 左右的乳腺癌患者中可找到乳腺癌遗传基因，我们医学上定义为遗传性乳腺癌。

遗传，是您有，您的孩子也有，百分百出现，这叫遗传。而乳腺癌，我们叫作"遗传相关"。多了"相关"两个字，就是您有，您孩子不一定有，但是相对于其他没有癌症家族史的人，您得乳腺癌的概率会高一点，但不是百分百会出现。乳腺癌的发病，是由外因和内因的综合因素下发生的。内因，就是基因，从祖辈开始一代代传下来的，祖辈基因是父母双方基因的糅合，导致了个体的差异很大。举个例子，有些孩子，眼睛像妈妈、鼻子像爸爸、脚丫子像妈妈、手指头像爸爸，这就是基因遗传的多变性。

万幸的是，自然界赋予人类的突变能力，是为了"进化"和"优化"的，能遗传给孩子的恶性肿瘤非常非常少。孩子的基因是妈妈和爸爸的糅合体，妈妈的乳腺癌恶性基因，会被爸爸的基因所修复。现实生活中，只有 5% 左右的乳腺癌是和遗传有关系的，绝大多数乳腺癌都是在外因压力的影响下，导致基因恶性突变所引起的，和遗传没有关系。举个例子，癌基因，就是核武器保险箱，有 10 道防盗门保护着。假如妈妈有乳腺癌，那么这个核武器的防盗门就有 2 道门是失灵的，但是还有 8 道防盗门保护。只要在人的有限的寿命当中，8 道防盗门不被破坏，就不会启动这个核武器（乳腺癌基因）。这就是乳腺癌的"遗传相关性"的意思。

目前有很多公司开展了乳腺癌相关遗传基因的检测，但是因为私人公司大多是营利性的，建议到正规大型公立医院检测。如果检测出来真的有遗传基因存在，那么这些人得乳腺癌或卵巢癌的概率就比普通人要高，需要定期严密观察，除了像普通人每年体检时做的乳房 B 超或钼靶检查，可能还要加做乳房磁共振增强检查。

小贴士 tips

大型乳腺中心均有开展乳腺癌遗传相关基因的检测，可以挂"乳腺专病"号，进行开单子检测。

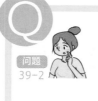

医生，我右边确诊是乳腺癌，左边乳房还有一个小结节，你们说可处理也可以随访观察。但是我真的很担心左边以后会再得乳腺癌，能不能对侧乳房也预防性切除呢？

这要衡量利弊。

一侧是乳腺癌，另一边患癌的概率是 5% 左右，也就是 1/20。换句话说：乳腺癌患者，20 个人里面有一个人会得双侧乳腺癌。对侧再发生乳腺癌的概率，并不是很高。

我们再分析一下，预防性切除对侧乳房的利弊。

利：

● 减少内心的恐惧和担心，乳房都切了，不会再有机会出现新的乳腺癌。

● 避免了对侧再发生乳腺癌以后，要进行化疗、放疗等癌症的治疗问题。

● 预防性乳房切除术，是不做腋窝淋巴结手术的，所以很好地保护了一侧的腋窝。而一旦发生双乳癌，双侧腋窝淋巴结都可能受到损伤，以后量血压、打针、负重等会出现很多问题。

弊：

● 伤身：再次手术，乳房的手术范围和乳腺癌范围一样，机体损伤大。

● 不符合美学的外形。

总之，乳腺癌患者是否接受对侧预防性乳房切除术：

● 主要取决于患者对癌症的心理承受能力，会有部分患者因内心对于再次患癌心存恐惧，强烈要求乳房预防切除。

● 毕竟对侧再发生乳腺癌的概率不高，如果检查没有任何问题的，不支持对侧预防切除术。除非对侧乳房出现可疑的恶性病灶或多发广泛的良性病灶，可以考虑支持患者要求预防性切除的意愿。

● 另外，对于有家族病史以及有乳腺癌易感基因突变的，比如BRCA 基因突变，可以和患者充分讨论对侧预防性切除术的利弊。

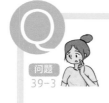

问题 39-3

医生，我看报道，现在可以通过基因检测查得病的危险，虽然你说我乳房检查一切正常，但是我还是想做这个基因检测，你看，我是不是有必要做？

A 正常人，没必要做。

目前，只有约 5% 的乳腺癌，是因为乳腺癌遗传基因突变导致的，我们医学上定义为遗传性乳腺癌。遗传性乳腺癌只占乳腺癌的一小部分，并不是所有的乳腺癌都会遗传。那么哪些乳腺癌患者以及家属，要查这些遗传性基因呢？不同的国家，对本国的乳腺癌高危遗传性，有不同的定义。目前我们瑞金医院乳腺疾病诊治中心，对已经病理确诊乳腺癌的患者，只要符合以下任何一条，都建议患者本人检测乳腺癌遗传基因。

● 只要是三阴性乳腺癌，不管发病年龄。

● 只要乳腺癌确诊年龄 ≤ 50 岁，不管任何乳腺癌类型。

● 乳腺癌患者是男性，不管发病年龄和乳腺癌类型。

● 本人既有乳腺癌，又具备其他家族成员中有恶性肿瘤家族史之一：乳腺癌、卵巢癌、前列腺癌、胰腺癌或其他恶性肿瘤等，不管发病年龄和乳腺癌类型。

● 本人既有乳腺癌，本人又患有其他恶性肿瘤之一：乳腺癌、卵巢癌、前列腺癌、胰腺癌或其他恶性肿瘤等，不管发病年龄和乳腺癌类型。

● 本人是 HER-2 阴性的乳腺癌，属于转移性和复发的乳腺癌。

● 本人是高风险 HER-2 阴性早期乳腺癌。

还有针对健康女性，若家里已经有一名近亲是乳腺癌、卵巢癌、胰腺癌、前列腺癌等其他恶性肿瘤家族史的，因此有所顾虑，精神压力较大，想检测乳腺遗传易感基因的，我们也建议可以检测一下。

如果上述遗传基因检测出来，真的有遗传基因突变，那么其家属（女儿、姐姐、妹妹、妈妈、儿子、父亲）都建议检测乳腺癌遗传基因。男性如果测出有 BRCA 基因突变，那么得胰腺癌和前列腺癌的发病率就会升高，建议要定期密切随访。

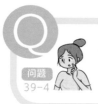

医生，我现在已经确诊是乳腺癌了，为什么还要让我去做基因检测呢？

（详解）对于已经确诊为乳腺癌的患者，接受遗传基因检测的好处主要有：

1 指导手术方式

可以根据检测的结果，帮助制订乳腺癌这一侧乳房的手术方式（保留乳房或者乳房切除手术），并且进一步评估对侧乳腺癌的发生风险，根据风险的数值，和患者讨论要不要接受对侧预防性乳房切除术。

2 指导全身治疗

根据结果，可以评估患者是不是可以接受相应靶向药物（PARP抑制剂）的治疗，以及在确定化疗方案的时候，要不要加入铂类等药物。

3 指导化学预防

可以评估是不是要使用他莫昔芬等内分泌药物来进行预防。

可以评估患者卵巢癌的发生风险，和患者讨论是不是要接受预防性卵巢切除术，做预防手术能不能降低卵巢癌的发生率。

5 指导术后随访

可以根据遗传基因检测结果，帮助患者制订个体化的术后随访策略，比如对于携带 BRCA 的患者，在每年常规的彩超、钼靶基础上，要加做乳腺核磁共振的检查。

> **小贴士 tips**
>
> 乳腺癌相关信息越全面，制订的治疗策略也越精准，越具有针对性。

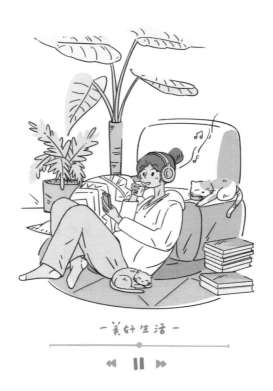

— 美好生活 —

40. 基因检测流程图

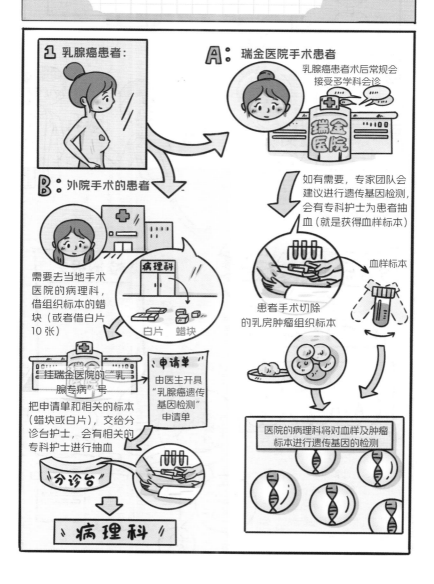

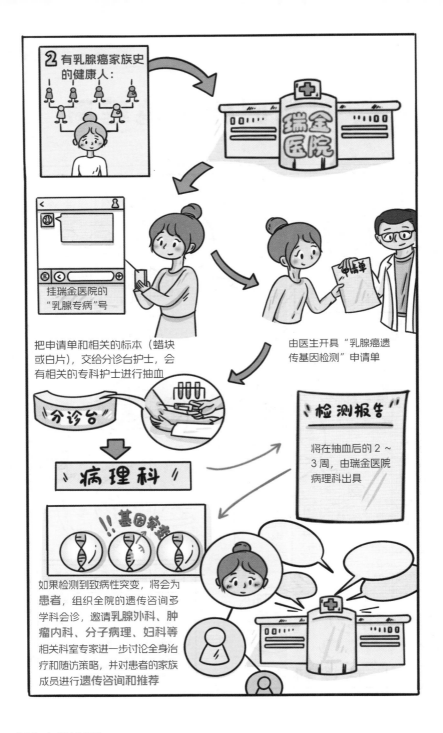

医生，这个遗传基因检测，已经用了手术后的肿瘤组织，为什么还要我抽血？

这两者检测的目的不同，所以检测的人体样本也不同。

遗传基因突变的检测，分为胚系突变检测和体系突变检测。用血样标本进行的是胚系突变的检测，肿瘤组织标本进行的是体系突变的检测。

胚系，顾名思义，就是胚胎系列。人体从一个叫作受精卵（父亲的精子和母亲的卵子的结合）的细胞，慢慢分化，演变成胚胎，再到婴儿，再到各个器官成熟的个人。这个受精卵就是生殖细胞，是我们人体所有组织器官（肝、肾、皮肤、毛发等）的细胞的老祖宗，我们称为胚系。胚系突变，就是这个老祖宗细胞出问题了，那么我们身体的每一个细胞都携带了这个突变。目前我们科学家认为，这个老祖宗细胞的突变（胚系突变），具有遗传性，可以一代一代遗传给后代。如果我们血样标本检测出了乳腺癌遗传基因突变，那么提示我们的老祖宗（胚系细胞）发生了突变，导致我们全身一个地方细胞都存在着一样的突变。所以通过血样标本的检测，我们能确定是否存在胚系突变。

体系，顾名思义，就是身体系列。当我们从一个老祖宗细胞，分化演变出手、大腿、肝、肾、乳房、肺等不同的组织和器官之后，这些组织和器官中的细胞就不一样了。比如乳腺组织是乳腺细胞发育的，功能是产生和分泌乳汁，哺育下一代；肺组织是肺细胞发育的，功能是呼吸，运送氧气。这些不同组织的细胞，就是我们说的体系，仅仅局限在一个组织中。换句话说，乳腺组织的基因突变了，和肺组织的细胞无关。所以，我们检测乳房里的肿瘤组织，就是检测是否是体系细胞突变（突变局限在乳腺所有组织），这种突变**不具有遗传性**，但仍可指导靶向药敏感性预测、疾病诊断、预后判断等。

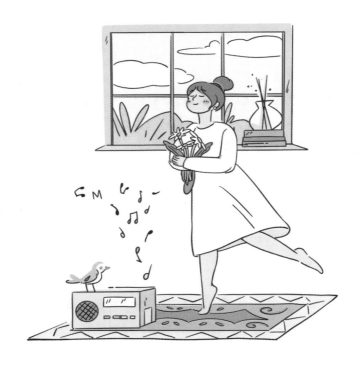

41.BRCA基因报告如何解读?

黄医生科普 小课堂

分子病理诊断报告单

分子病理号: M2022-09***

姓名:未×× 　性别:女　年龄:28岁　收到日期:

病理诊断:
"左/右乳"浸润性导管癌/导管原位癌样本

类型:蜡块

介绍检测方法

检测项目:
同源重组修复(HRR)联合基因检测检测方法:

联合基因测序

重点看有无
突变基因

检测结果:
1.与同源重组修复或遗传相关的具有临床意义的基因变异:

未检测到
*本次未检测到BRCA1/2基因致病或可能致病变异,
正在行多重连接探针扩增法(MLPA)检测外显子有无
扩增及缺失,请待补充报告。

2.具有临床意义的体细胞基因变异:
TP53(E285K) BRCA1(R1443*)*分类标准请参看注2

32个基因检
测信息汇总

本次检测点突变(SNV)或小片段插入/缺失(indel)信息汇总
(包括胚系致病、可能致病、意义不明的变异及体系Ⅰ Ⅲ类变异):

……

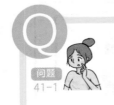

问题 41-1

医生，我妈妈是乳腺癌，现在我看到有报道说，可以做基因检测检查出我得乳腺癌的风险高不高，那具体可以做哪些基因检测呢？

可以做乳腺癌遗传易感基因检测。

　　科学家通过这么多年的全球乳腺癌的临床数据分析，发现有些基因发生变化以后，乳腺癌容易发生遗传。关于这些基因的检测方法，有一个专门的名称叫作 HRR 多基因检测（同源重组修复多基因检测，也叫乳腺癌遗传易感基因检测）。其实乳腺癌的遗传易感基因，除了 BRCA1 和 BRCA2 基因以外，还包括 ATM、ATR、BARD1、BRIP1、CHEK1、CHEK2、FANCA、FANCL、MRE11、NBN、PALB2、RAD51B、RAD51C、RAD51D、RAD54L 等。这些基因涉及人体重要的生物功能，如 DNA 损伤修复通路、同源重组修复通路、血管内皮生长因子信号通路等，有些已明确与乳腺癌发病具有相关性，但是其基因的作用，仍然未知。

　　基因的复杂性，不仅仅是功能上，不同的人种，乳腺癌遗传易感基因的携带率也有很大不同。在西方国家，健康人群中每 300～500 人约有 1 例 BRCA1/2 突变携带者。而我国健康人群中 BRCA1 和 BRCA2 突变率分别是 0.34% 和 0.11%。在我国乳腺癌患者中，BRCA1 和 BRCA2 的突变率分别是 1.9% 和 2.1%。

　　随着人类科技的提高，尤其是大量流行病学调查结果的不断更新，被确定的乳腺癌遗传基因的数目会不断地扩大，而不仅仅局限于现有的 30 多个。

　　目前已发现的一些遗传基因，与之有关联的一些疾病也越来越多地被挖掘出来，病种数目也在增多。以 BRCA 基因突变为例，以前认为只与女性乳腺癌和卵巢有关。现在认为，若男性携带 BRCA 基因，胰腺癌和前列腺癌的风险也会增加。

小贴士 tips

> 基因检测的价值，是为了让我们知道更多信息，提前做好密切观察。有遗传基因突变，并不代表一定会出现该癌症，只是发生该疾病的概率会提高而已。切勿恐慌和焦虑。

Q 问题 41-2　医生，我刚去抽血测了 BRCA 基因，这个报告怎么看？

A 基因检测报告非常专业，建议咨询专业医生，他们会给你作专业解读。

BRCA 基因，是科学家研究乳腺癌遗传易感基因中最多、最深入的基因。目前，我们已经很清楚地知道了这个基因在人体的 DNA 的位置和功能。它是人体基因损伤的修复基因，专门负责修复 DNA 损伤。如果 BRCA 基因出现致病性突变，就会增加乳腺癌的发病风险。

BRCA 基因检测的一张完整报告，应该会包括很多内容：

第一栏目代表发现的变异的数目。

第二栏目是所检测基因的名字。

第三栏目是突变位点的位置。

第四栏目是这个基因位点的变化。

第五个栏目是功能影响，就是氨基酸变异以后，这个蛋白功能上的变化。

第六个栏目是突变导致的临床意义，也就是检测的最终结论。这个临床意义的表述有：良性、可能良性、意义不明、可能致病、致病等 5 种情况。**良性和可能良性**，代表该位点的突变可能是人体为适应外界环境过程中逐步出现的，我们称为良性突变。**意义不明**，说明该位点突变通过目前的科学数据分析，还确定不下来或未知。**可能致病和致病**，就代表是 BRCA 基因突变的携带者了，这就要去乳腺专科，咨询专业人员。

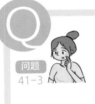

小贴士 tips

虽然不同基因检测的报告，格式各不相同的，但是最后的结论（临床意义）都是一样的。结果的判读，最好咨询专业人员。

Q 问题 41-3

医生，前段时间我家表姐得了乳腺癌，后来我到你们医院也做了 BRCA 基因检测，报告显示，我是携带 BRCA 基因致病突变的。请问，我以后该如何自我预防，才能降低患乳腺癌的风险呢？

A 根据欧美国家的数据，有 BRCA1 和 BRCA2 基因突变的健康人，终身累积发生乳腺癌的风险分别是 72% 和 69%；发生卵巢癌的风险分别是 48.3% 和 20.0%。所以你需要关注乳腺和卵巢两方面。

从日本公布的数据看，BRCA1 突变携带者到 85 岁累积发病风险为：乳腺癌（72.5%）、卵巢癌（65.6%）、胃癌（21.3%）、胰腺癌

（16.0%）、食管癌（5.2%）。

目前国际上和国内专家都达成一定共识，对有 BRCA 基因突变携带者，有明确的指导意见：

1 对于乳腺方面

- 从 18 岁开始，就要进行自我的乳房体检。
- 25 岁开始，每半年至一年进行一次临床乳腺检查。
- 25～29 岁，每年进行一次乳腺 MRI 或钼靶检查。
- 30～75 岁，每年进行一次乳腺 MRI 和钼靶检查。
- 75 岁以后，进行个体化管理。

当完成生育哺乳以后，应该与乳腺癌专家讨论，预防性乳房切除术的获益和风险。

2 对于卵巢方面

- 对于 BRCA1 基因突变，在完成生育后，35～40 岁，可与妇科医生讨论，预防性卵巢-输卵管切除术的获益和风险。
- 对于 BRCA2 基因突变，在完成生育后，40～45 岁，可与妇科医生讨论，预防性卵巢-输卵管切除术的获益和风险。

> **小贴士 tips**
>
> 凡是有 BRCA 基因突变的人，乳腺癌和卵巢癌的发病风险显著增加，应做到：早检查，早发现，早治疗。

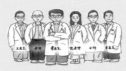

黄欧

肿瘤学硕士，外科学博士（乳腺外科专业），副主任医师，临床技能型乳腺外科特需专家，乳腺癌全方位治疗专家。擅长乳腺癌的保乳手术、改良根治术、乳腺癌术后乳房整形重建术、乳房肿物美容微创手术、前哨淋巴结活检术、乳管镜检查，乳腺癌辅助内分泌治疗、化疗、靶向治疗，以及乳腺癌新辅助治疗。倡导从"肿瘤学"和"外科学"角度为乳腺癌患者提供"个体化"治疗的理念，乳腺癌临床工作20余年，主刀乳腺肿瘤手术5 000余台。

● 2004～2007年，参与了中国最早的乳腺癌新辅助化疗临床研究。该研究的NE新辅助化疗方案，曾一度成为中国新辅助化疗的标准方案。

● 2006年，和我国著名乳腺外科专家沈坤炜教授一起，最早提出了适合中国人群的"保乳手术"和"如何确保乳切缘阴性"方案，并撰写专题《浸润性乳腺癌的保乳治疗》，在首届上海国际乳腺癌论坛上做汇报，对中国乳腺癌保乳手术的普及和发展做出了贡献。

● 2007年，针对中国1956年至2003年接受古老手术方式（扩大根治术）的2 269例中国乳腺癌患者进行了研究。该研究提出的乳腺癌内乳淋巴结转移的5个危险因素，其重大的研究结果，被公认为中国乳腺癌外科对世界乳腺癌治疗的最重大贡献之一，对乳腺癌放疗的临床实践有积极意义，被写入国际"乳腺癌放疗指南"。

● 2009年，参与筹建了上海交通大学医学院附属瑞金医院乳腺疾病诊治中心。现为该中心第五医疗组组长。近5年参与的乳腺癌手术后的辅助治疗和复发转移的疑难乳腺癌讨论和决策，近1万人次。

● 2010～2011年，跟从"973计划"首席科学家（现任中国科学院上海药物研究所学术所长）耿美玉教授，从事乳腺癌的基础研究和药物研发的探索。

　　复旦大学医学博士，上海交通大学医学院外科学博士后，哈佛大学医学院全球临床学者，新加坡国立大学和维也纳医科大学访问学者，上海交通大学医学院乳腺疾病诊治中心主诊医师。师从著名乳腺外科专家沈坤炜教授。擅长乳腺癌保乳手术、根治性乳房切除术、乳腺癌改良根治术、乳腺癌术后乳房整形重建术、前哨淋巴结活检术和腋窝淋巴结清扫术，以及乳腺良性疾病（纤维腺瘤、导管内乳头状瘤、钙化、乳腺病等）和分叶状肿瘤的手术治疗。主攻乳腺良恶性疾病的精准诊断和治疗，倡导基于多学科、大数据和分子分型的乳腺癌规范化综合诊疗，每年主刀各类乳腺手术逾 500 台，其中乳腺癌手术超过 100 台 / 年。

● 担任美国癌症研究协会 Active Member、《临床与病理杂志》和《广州医科大学学报》中青年编委，*Frontiers in Oncology* 客座组稿编委和审稿编委，*Frontiers in Medicine* 组稿编委，同时担任十余种 SCI 杂志特约审稿人。

● 主持国家自然科学基金等科研项目 8 项，参与"973 计划"国家重大科学研究计划等多个项目。发明专利 1 项，实用新型专利 1 项，软件著作权 3 项。在国际权威杂志发表学术论文数十篇，被引 700 余次。

● 致力于乳腺疾病临床诊断和外科手术的精准化治疗：负责搭建乳腺癌基因检测与遗传咨询平台，统筹搭建多学科讨论模式，已帮助 800 多例乳腺癌患者制订科学精准的治疗决策和个体化的随访策略。

● 2019 年，作为上海地区的唯一代表获得 Lynn Sage 癌症基金会资助赴美国西北大学 Robert H. Lurie 癌症中心学习；经过层层筛选，入选了哈佛大学医学院全球临床研究学者培训项目，成为 2019 年度最年轻的入选学者。

姜敏

医学博士，毕业于上海交通大学医学院。现为苏州大学附属第一医院肿瘤内科科主任助理、副主任医师，苏州大学副教授，硕士研究生导师。担任中国抗癌协会中西整合控瘤新药研究专委会常务委员，中国老年学和老年医学学会肿瘤康复分会委员，江苏省抗癌协会老年肿瘤专委会委员，长三角肿瘤专科联盟副秘书长。从事肿瘤内科综合治疗的临床和科研工作 10 年。主持国家自然科学基金 1 项，江苏省自然科学基金 1 项，发表影响因子大于 10 分的 SCI 收录论文 3 篇。

外科学博士（乳腺外科专业），主任医师，硕士研究生导师，乳腺外科特需专家，乳腺癌全方位治疗专家，温州医科大学附属第一医院乳腺外科执行主任。担任中国医师协会外科医师学会乳腺外科专家组委员，中华医学会肿瘤学分会乳腺学组青年委员，浙江省医学会肿瘤学分会乳腺癌多学科学组委员，中国医药教育协会乳腺疾病专业委员会浙江分会委员等多个学会的委员。为"瓯越乳家"交流平台创建者，获得温州市"551人才工程"人才称号及温州医科大学附属第一医院第一批"青年英才"称号。擅长乳腺癌的保乳手术、改良根治术、乳腺癌术后乳房整形重建术、乳房肿物美容微创手术、前哨淋巴结活检术、乳腺癌辅助内分泌治疗、化疗、靶向治疗，以及乳腺癌新辅助治疗。主刀乳腺肿瘤手术超过 5 000 台。

● 2001 年，在中山大学孙逸仙纪念医院从事乳腺癌方向的临床技能与操作的培训，是中国较早接受乳腺癌全方位培养的专业化乳腺肿瘤研究生。

● 2001～2006 年，师从中山大学孙逸仙纪念医院乳腺科创始人苏逢锡教授，在国内开展乳腺保留乳房术式及安全性研究、乳腺癌前哨淋巴结研究，为国内率先将前哨淋巴结活检技术应用于临床实践者。推动了我国乳腺癌保留乳房手术及腋窝免清扫手术的发展。

● 在临床方面，在浙南地区首先将前哨淋巴结活检替代腋窝清扫技术应用于临床，在浙南地区率先开展乳腺癌术后即刻假体重建、乳腺癌术后输液港植入及腔镜下乳腺癌全乳切除加一期乳房假体重建术。

● 在基础研究方面，师从孙逸仙纪念医院乳腺科宋尔卫院士，主要从事非编码 RNA 在肿瘤尤其是乳腺恶性肿瘤发生、发展中的作用及其在肿瘤防治中的应用价值研究。并发现了一个新的非编码 RNA NLIPMT 在乳腺癌发生发展中的作用，该项目获得了两项国家自然科学基金、2 项省级自然科学基金的资助。

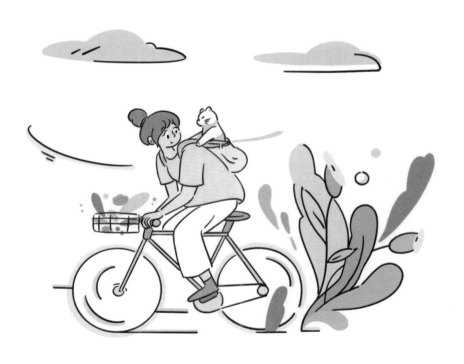